医学检验技术与临床应用

隋振国　主编

国家一级出版社　　中国纺织出版社　　全国百佳图书出版单位

图书在版编目（CIP）数据

医学检验技术与临床应用 / 隋振国主编. -- 北京：
中国纺织出版社, 2018.12
　　ISBN 978-7-5180-5588-3

　　Ⅰ.①医… Ⅱ.①隋… Ⅲ.①临床医学—医学检验
Ⅳ.①R446.1

中国版本图书馆CIP数据核字（2018）第278769号

策划编辑：樊雅莉　　　　　　责任印制：王艳丽

中国纺织出版社出版发行
地址：北京市朝阳区百子湾东里A407号楼　邮政编码：100124
销售电话：010－67004422　传真：010－87155801
http://www.c-textilep.com
E-mail: faxing@c-textilep.Com
中国纺织出版社天猫旗舰店
官方微博http://weibo.com/2119887771
北京虎彩文化传播有限公司印刷　各地新华书店经销
2018年12月第1版第1次印刷
开本：850×1168　1/32　印张：6
字数：173千字　　定价：58.00元

前　　言

随着医学的发展和科技的进步，检验医学飞速发展，检测技术日新月异。新技术、新方法、新思维、新理念、新的检测项目不断出现，个体化诊断和个体化治疗等技术的新需求也促使检验医学加速发展。鉴于此，为了将临床医师的诊疗实践与检验医学相结合，使临床医师更多地了解检验医学的内涵，合理地选择项目，正确地分析数据，准确地使用检查项目，编者在参阅大量文献的基础上，结合自身临床经验，编写了本书。

本书整合了现代临床常用检验项目，阐述现代临床检验的基础理论、临床意义等内容，力求反映检验医学现状和趋势，体现医学检验学的基础知识和临床应用。本书结构严谨、内容新颖、专业度高、实用性强。

编者在繁忙的工作之余，将自身多年的临床工作经验付于笔端，编纂、修改、审订，力求完美，但由于编写时间有限，加之篇幅所迫，疏漏之处恐在所难免，若存在欠妥之处恳请广大读者不吝指正，以待进一步修改完善，不胜感激。

编　者
2018 年 10 月

目　　录

第一章　临床检验基础

第一节　血常规检验

一、血液标本采集与处理

静脉采血法

（一）普通采血法

【试剂与器材】

1.30g/L 碘酊。

2.75％乙醇。

3.其他：一次性注射器、压脉带、垫枕、试管、消毒棉签。

【操作】

1.准备试管　仔细阅读受检者申请单，准备好每个试验所需的试管，决定采血量，并按一定顺序排列。如患者仅做凝血试验一项，最初 1cm 必须丢弃，如需抗凝应加相应的抗凝剂。

2.标记试管　在试管标签上注明患者姓名、床号、住院号、试管项目、采集人、采集日期、时间。

3.做好消毒隔离措施　戴好口罩、帽子、乳胶手套，消毒双手，用消毒液喷手。

4.打开一次性注射器包装　取下针头无菌帽，将针头与针筒连接，针头斜面对准针筒刻度,抽拉针栓检查有无阻塞和漏气,排尽注射器内的空气,套上针头无菌帽,备用。使用前,保持针头无菌状态。

5.选择静脉　受检者取坐位,前臂水平伸直置于桌面枕垫上,选择容易固定、明显可见的肘前静脉或手背静脉,幼儿可用颈外静脉采血。

6.扎压脉带　在采血部位约 6cm 处,持压脉带绕手臂一圈打一活结,压脉带末端向上,要求患者握紧和松拳头几次,使静脉隆起。

7.选择好进针部位。

8.消毒皮肤　用 30g/L 碘酊自所选静脉穿刺处从内向外、顺时针方向消毒皮肤,消毒皮肤直径应不小于 6cm,待碘酊挥发后,再用 75%的乙醇以同样方式脱碘,待干。

9.穿刺皮肤　取下针头无菌帽,以左手拇指固定静脉穿刺部位下端,右手拇指和中指持注射器针筒,食指固定针头下座,针头斜面和针筒刻度向上,沿静脉走向使针头与皮肤成 30°角,快速刺入皮肤,然后成 5°角向前刺破静脉壁进入静脉腔。见回血后,将针头顺势深入少许。

10.抽血　穿刺成功后右手固定注射器,左手松压脉带后,再缓缓抽动注射器针栓至所需血量。

11.止血　受检者松拳,消毒干棉球压住穿刺孔,拔出针头。嘱受检者继续按压针孔不少于 5min。

12.取下注射器针头将血液沿试管壁缓缓注入试管中　抗凝血需立即轻轻颠倒混匀 5~8 次,盖紧试管塞,及时送检。

(二)真空采血管采血法

【原理】　将有头盖胶塞的采血试管预先抽成不同的真空度,利用其负压自动定量采集静脉血样。

【试剂与器材】　目前真空采血器有软接式双向采血针系统(头皮静脉双向采血式)和硬接式双向采血针系统(套筒双向采血式)两种,都是一端为穿刺针,另一端为刺塞针。另附不同用途的一次性真空采血管,有的加有不同的抗凝剂,均用不同的颜色头盖标记便于识别。真空采血法符合生物安全措施。

【操作】

1.消毒　为受检者选静脉与消毒。

2.采血

(1)软接式双向采血针系统采血：拔出采血穿刺针的护套以左手固定受检者前臂，右手拇指和食指持穿刺针，沿静脉走向使针头与皮肤成30°角，快速刺入皮肤，然后成5°角向前刺破静脉壁进入静脉腔，见回血后将刺塞针端(用橡胶管套上的)直接刺穿真空采血管盖中央的胶塞中，血液自动流入试管内，如需多管血样将刺塞端拔出，刺入另一真空采血管即可。达到采血量后，松压脉带，嘱受检者松拳，拔下刺塞端的采血试管。将消毒干棉球压住穿刺孔，立即拔出穿刺针，嘱受检者继续按压针孔数分钟。

(2)硬连接式双向采血针系统采血：静脉穿刺如上，采血时将真空采血管拧入硬连接式双向采血针的刺塞针端中，静脉血就会自动流入采血试管中，拔下采血试管后，再拔出穿刺针头。

3.抗凝血　需立即轻轻颠倒混匀。

毛细血管采血法

【试剂与器材】

1.一次性消毒采血针。

2.消毒脱脂干棉球。

3.75%乙醇棉球。

4.经过校正的20μL吸管，胶乳头。

【操作】

1.准备材料，仔细阅读患者申请书，决定采血量，准备每个试验所需的试管。

2.手消毒。

3.选择采血部位，成人以左手无名指为宜，1岁以下婴幼儿通常用大拇指或足跟部两侧采血。

4.轻轻按摩采血部位，使其自然充血，用75%乙醇棉球消毒局部皮肤,待干。

5.操作者用左手拇指和食指紧捏刺血部位两侧,使皮肤绷紧,右手持无菌采血针,自指尖内侧迅速穿刺。

6.用消毒干棉球擦去第一滴血,按需要依次采血。

7.血液自然流出后,用吸管吸血至所需刻度。

8.采血完毕,用消毒干棉球压住伤口,止血。

抗凝剂的选用

临床血液学检验中常用的抗凝剂有以下 3 种:

1.枸橼酸钠(柠檬酸钠)　枸橼酸钠能与血液中的钙离子形成螯合物,从而阻止血液凝固。市售枸橼酸钠多含 2 分子结晶水,相对分子量为 294.12,常用浓度为 109mmol/L(32g/L)。枸橼酸钠与血液的比例多采用 1∶9(V∶V),常用于凝血象和红细胞沉降率测定(魏氏法血沉测定时抗凝剂为 1∶4,即抗凝剂 0.4mL 加血 1.6mL)。

2.乙二胺四乙酸二钾($EDTA \cdot K_2 \cdot 2H_2O$)　抗凝机制与枸橼酸钠相同。全血细胞分析用 $EDTA \cdot K_2$ 1.5～2.2mg 可阻止 1mL 血液凝固。适用于全血细胞分析,尤其适用于血小板计数。但由于其影响血小板聚集及凝血因子检测,故不适合做凝血象和血小板功能检查。

3.肝素　是一种含有硫酸基团的黏多糖,相对分子量为 15 000,与抗凝血酶Ⅲ(AT-Ⅲ)结合,促进其对凝血因子Ⅻ、Ⅺ、Ⅸ、Ⅹ和凝血酶活性的抑制,抑制血小板聚集从而达到抗凝。通常用肝素钠盐或锂盐粉剂(125U = 1mg)配成 1g/L 肝素水溶液,即每毫升含肝素 1mg。取 0.5mL 置小瓶中,37～50℃烘干后,能抗凝 5mL 血液。适用于红细胞比容测定,因其可使白细胞聚集,并使血涂片染色后产生蓝色背景,不适合凝血象和血液学一般检查。

血气分析标本采集和保存

(一)动脉血取血法

用 2mL 或 5mL 消毒注射器,按无菌操作取肝素 0.2mL,然后将肝素来回抽动,使针管全部湿润,将多余肝素全部排出,注射器内无效腔残留的肝素即可抗凝。

皮肤消毒后,穿刺股动脉、肱动脉或桡动脉,取 2mL 动脉血,不能有气泡。抽出后用小橡皮封针头,隔绝空气。将注射器放在手中双手来回搓动,立即送检。

隔绝空气极其重要,因为空气中的氧分压高于动脉血,二氧化碳分压低于动脉血。根据气体规律,高分压向低分压弥散,血标本如与空气接触,则使血液 PO_2 及 PCO_2 都改变而无测定价值。

血液不得放置过久,要及时送检。因为离体后血细胞的新陈代谢,使 pH 及 PO_2 下降,PCO_2 上升,影响数据的准确性。如不能及时送检,应放入冰水中保存,注意切勿用冰块,以避免红细胞破坏而溶血。

填写申请单,要求写出病史、诊断和用药情况、抽血时的体温、是否用氧及其流量等,为分析检测结果提供依据。

(二)毛细血管血采取法

采血部位常为耳垂或手指,婴儿取足跟、大趾或头皮,局部应先用热毛巾敷或轻轻按摩,使毛细血管血充分动脉化。

毛细玻管长 120mm 左右,容量 $100\sim140\mu L$。毛细玻管先彻底洗净,然后灌以肝素液($50U/mL$),在 $60\sim70℃$ 干燥后即可用。针刺深度以使血液自然流出为宜,收集时切忌气泡引入毛细玻管。血装满后,从玻管的一端放入一小铁针,然后用塑料塞或橡皮泥封住两端,以磁铁在玻管外来回移动,带动玻管内铁针移动,达到血液与肝素混合的目的。如正确而熟练地掌握本采血法,测得数据与动脉血接近。但应注意如局部循环不好、局部水肿及休克等情况下,所取血液不能代表动脉血。

血涂片制备

【器材】　清洁、干燥、无尘、无油脂的载玻片($25mm\times75mm$,厚度为 $0.8\sim1.2mm$)。

【操作】　目前临床实验室普遍采用的是手工推片法。在玻片近一端 1/3 处,加 1 滴(约 0.05mL)充分混匀的血液,握住另一张边缘光滑的推片,以 30°～45°角使血滴沿推片迅速散开,快速、平稳地推动推片至载玻片的另一端。在血膜头部用铅笔纵向写编号、患者姓名、住院号或在一端用记号笔写患者姓名、编号。

血涂片染色

(一)瑞氏(Wright)染色法

【原理】 瑞氏染色法使细胞着色既有化学亲和反应,又有物理吸附作用。各种细胞由于其所含化学成分不同,对染料的亲和力也不一样,因此,染色后各种细胞呈现出各自的染色特点。

【试剂】

1.瑞氏染液

(1)瑞氏染料:1g

(2)甲醇:600mL

瑞氏染料由酸性染料伊红和碱性染料美蓝的氧化物(天青)组成。将瑞氏染料放入清洁干燥研钵里,先加少量甲醇,充分研磨使染料溶解,将已溶解的染料倒入棕色试剂瓶中,未溶解的再加少量甲醇研磨,直至染料完全溶解,甲醇全部用完为止。配好后放于室温下,每天早晚各混匀 3min,共 5 天。1 周后即可使用。新配染液效果较差,放置时间延长,染色效果更好。久置应密封,以免甲醇挥发或氧化为甲酸。染液中也可加中性甘油 2～3mL,除可防止甲醇过早挥发外,也可使细胞着色清晰。

2.pH6.8 磷酸盐缓冲液

磷酸二氢钾(KH_2PO_4)　　　0.3g

磷酸氢二钠(Na_2HPO_4)　　　0.2g

加少量蒸馏水溶解,再加至 1000mL。配好后,用磷酸盐缓冲液校正,塞紧瓶口。无缓冲液可用蒸馏水代替。

【操作】

1.采血后推制厚薄适宜的血涂片。

2.用蜡笔在血膜两头画线,然后将血涂片平放在染色架上。

3.加瑞氏染色液数滴,以覆盖整个血膜为宜,固定血膜约1min。

4.滴加约等量的缓冲液与染液混合,用吸球吹气,使染液充分混合,室温下染色5～10min。

5.用流水冲去染液,待干燥后镜检。

(二)瑞氏-姬姆萨复合染色法

吉姆萨染色原理与瑞氏染色相同,但提高了噻嗪染料的质量,加强了天青的作用,对细胞核着色效果好,但对中性颗粒较瑞氏染色差。因此,瑞氏-姬姆萨复合染色法可取长补短,使血细胞的颗粒及细胞核均能获得满意的染色效果。

【试剂】 瑞氏-姬姆萨复合染色液

Ⅰ液:取瑞氏染料1g、吉姆萨染料0.3g,置洁净研钵中,加少量甲醇(分析纯),研磨片刻,析出上层染液。再加少量甲醇继续研磨,再析出上层染液。如此连续几次,共用甲醇500mL。收集于棕色玻璃瓶中,每早、晚各振摇3min,共5d,以后存放1周即能使用。

Ⅱ液:pH6.4～6.8磷酸盐缓冲液

磷酸二氢钾(无水)　　　6.64g

磷酸氢二钠(无水)　　　2.56g

加少量蒸馏水溶解,用磷酸盐调整pH加水至1000mL。

【操作】 瑞氏-吉姆萨染色法与瑞氏染色法相同。

二、血红蛋白测定

【检验项目名称】 血红蛋白测定

【英文缩写】 Hb

【采用的方法】 十二烷基硫酸钠血红蛋白(SLS-Hb)测定法

【标本类型】 静脉全血或毛细血管末梢血

【参考区间】 男:131～172g/L;女:113～151g/L;新生儿:180～190g/L;婴儿:110～120g/L;儿童:120～140g/L。

【临床意义】

1.生理性增加　新生儿、高原地区居住者。

生理性减少:主要见于婴幼儿、老年人及妊娠中晚期等。

2.病理性增加　真性红细胞增多症、代偿性红细胞增多症,如先天性青紫性心脏病、慢性肺部疾病、脱水。

病理性减少:各种贫血、白血病、产后、手术后、大量失血。

在各种贫血时,由于红细胞内血红蛋白含量不同,细胞和血红蛋白减少程度各不一致。血红蛋白测定可以用于了解贫血的程度。如需了解贫血的类型,还需做红细胞计数和红细胞形态学检查及红细胞其他相关的指标测定。

三、红细胞计数

【检验项目名称】　红细胞计数

【英文缩写】　RBC

【参考区间】　男:$(4.09\sim5.74)\times10^{12}/L$;女:$(3.68\sim5.13)\times10^{12}/L$;新生儿:$(5.2\sim6.4)\times10^{12}/L$;婴儿:$(4.0\sim4.3)\times10^{12}/L$;儿童:$(4.0\sim4.5)\times10^{12}/L$。

【临床意义】　红细胞增加或减少的临床意义与血红蛋白测定相似。一般情况下,红细胞数与血红蛋白浓度之间有一定的比例关系。但在病理情况下,此比例关系会被打破。因此,同时测定二者,对贫血诊断和鉴别诊断有帮助。

四、红细胞形态学检查

各种贫血患者红细胞形态和着色有不同程度的改变,观察外周血红细胞形态有助于贫血的诊断和鉴别诊断。外周血红细胞变化有以下几种类型。

大小异常

正常红细胞大小较为一致,直径为 $6\sim9\mu m$。在各种贫血时,红细胞可出现大小不一。凡直径大于 $10\mu m$ 者称大红细胞；大于 $15\mu m$ 者称巨红细胞，常见于巨幼细胞性贫血、肝脏疾病等；直径小于 $6\mu m$ 者称为小红细胞，多见于缺铁性贫血等疾病。

形态异常

(一)球形红细胞

红细胞直径通常小于 $6\mu m$，厚度增加通常大于 $2.6\mu m$，因而红细胞呈小圆球形，细胞中心区血红蛋白含量较正常红细胞多，常见于下列疾病：

1.遗传性球形细胞增多症。

2.自身免疫性溶血性贫血。

3.异常血红蛋白病（HbS 及 HbC 病等）。

(二)椭圆形红细胞

红细胞呈椭圆形，横径缩短，长径增大，有时可呈畸形。正常人血液中也可见到，但最多不超过 15%。这种红细胞增多见于以下疾病：

1.遗传性椭圆形红细胞增多症，一般要高于 $25\%\sim50\%$ 才有诊断价值。

2.大细胞性贫血时可达 25%。

3.其他各类贫血都可有不同程度的增多。

(三)靶形红细胞

靶形红细胞比正常红细胞扁薄，中心有少许血红蛋白，部分可与周围的血红蛋白连接，边缘部染色较中央深，故呈靶状。主要见于以下疾病：

1.珠蛋白生成障碍性贫血。

2.严重缺铁性贫血。

3.一些血红蛋白病（血红蛋白 C、血红蛋白 D、血红蛋白 E、血红蛋白 S 病）。

4.肝病、脾切除后及阻塞性黄疸等。

（四）镰形红细胞

细胞狭长似镰刀，也可呈麦粒状或冬青叶样，主要见于遗传性镰形红细胞增多症。

（五）口形红细胞

红细胞淡染区呈裂口状狭孔，正常低于 4%。增高见于以下疾病：

1.口形细胞增多症。

2.急性乙醇中毒。

（六）棘形红细胞

棘形红细胞是一种带刺状的红细胞，刺呈针刺状或尖刺状，见于以下疾病：

1.棘细胞增多症（遗传性血浆 β 脂蛋白缺乏症）时，棘形红细胞可高达 70%～80%。

2.严重肝病或制片不当。

（七）锯齿细胞

锯齿细胞也称短棘形细胞，细胞突起较棘细胞短，但分布较均匀。主要见于尿毒症、微血管病性溶血性贫血、丙酮酸激酶缺乏症、阵发性睡眠性血红蛋白尿症。

（八）裂红细胞

裂红细胞指红细胞碎片，包括盔形红细胞等，多见于 DIC 和心源性溶血性贫血等。其他也见于化学中毒、肾功能不全、血栓性血小板减少性紫癜等。

染色异常

（一）着色过浅

红细胞中心淡染区扩大，多见于缺铁性贫血、地中海贫血及其他血红蛋白病。

（二）着色过深

中心淡染区不见，色较深，多见于溶血性贫血及大细胞性贫血。

（三）嗜多色性红细胞

红细胞经瑞氏染色染成灰蓝色、灰红色、淡灰色，胞体较正常红细胞稍大，这是一种尚未完全成熟的网织红细胞，多染性物质是核糖体，随着细胞的成熟而逐渐消失，主要见于各种增生性贫血。

结构异常

（一）嗜碱性点彩红细胞

用亚甲基蓝染色（或瑞氏染色），成熟红细胞内有散在的深蓝色嗜碱性颗粒，外周血中点彩红细胞增多，表示贫血时骨髓再生旺盛或有紊乱现象，某些重金属中毒时可大量出现。

（二）卡波环

成熟红细胞内有染成紫红色的细线状环，呈圆形或 8 字形，可能是残留核膜所致。见于恶性贫血、溶血性贫血、铅中毒等。

（三）染色质小体

成熟红细胞中含有紫红色圆形小体，大小不等，数量不一，可能是残留的核染色质微粒。见于增生性贫血、脾切除后、巨幼细胞性贫血、恶性贫血等。

（四）有核红细胞

正常成人血片中不会出现，新生儿出生 1 周内可能有少量有核红细胞出现。溶血性贫血、急慢性白血病、红白血病、髓外造血及严重缺氧等在外周血片中常见到有核红细胞。

五、红细胞比容测定

【检验项目名称】 红细胞比容测定

【英文缩写】 Hct

【采用的方法】 温氏管法

【标本类型】 静脉全血

【参考区间】 男：0.380～0.508；女：0.335～0.450。

【临床意义】

1.增高　各种原因引起的血液浓缩,如脱水、大面积烧伤,因此可作为计算补液的参考指标。真性红细胞增多症时明显增高。

2.降低　各类贫血时随红细胞数的减少而有程度不同的降低。

六、红细胞平均指数

【检验项目名称】　红细胞平均指数

【英文缩写】　MCV、MCH、MCHC

【计算公式】

1.平均红细胞体积(MCV)　是指每个红细胞的平均体积,以飞升(fL)为单位。

MCV＝每升血液中红细胞比容×10^{15}/每升血液红细胞数(个)

2.平均红细胞血红蛋白含量(MCH)　是指每个红细胞内所含血红蛋白的平均量,以皮克(pg)为单位。

MCH＝每升血液中血红蛋白浓度(g)×10^{12}/每升血液红细胞数(个)

3.平均红细胞血红蛋白浓度(MCHC)　是指平均每升红细胞中所含血红蛋白的浓度(g/L)。

MCHC＝每升血液中血红蛋白克数(g/L)/每升血液红细胞比容

【参考区间和临床意义】

正常人红细胞参数的参考区间和各型贫血时的变化见表1-1。

【方法学评价】

1.手工法红细胞平均指数测定由测定后计算,因此,必须用同一抗凝血标本,且所测数据必须准确。仪器法红细胞平均指数测定同样依赖于 RBC、HGB 和 MCV 测定的准确性。

2.红细胞平均指数仅反映红细胞群体平均情况,无法阐明红细胞彼此之间的差异,对一些早期贫血(如缺铁性贫血)也缺乏敏感性。

表 1-1 红细胞参数的参考区间和各型贫血时的变化

贫血类型	MCV(fL) 男(83.9~99.1) 女(82.6~99.1)	MCV(fL) 男(27.8~33.8) 女(26.9~33.3)	MCHC(g/L) 男(320~360) 女(322~362)	常见原因或 疾病
正常细胞 性贫血	正常	正常	正常	急性失血、急性 溶血、再生障碍 性贫血、白血 病等
大细胞性 贫血	＞正常	＞正常	正常	叶酸、维生素 B_{12}缺乏或吸收 障碍
单纯小细胞 性贫血	＜正常	＜正常	正常	慢性炎症、尿 毒症
小细胞低色 素性贫血	＜正常	＜正常	＜正常	铁缺乏、维生素 B_6缺乏、珠蛋白 肽链合成障碍、 慢性失血等

七、网织红细胞计数

【检验项目名称】 网织红细胞计数

【英文缩写】 Ret

【采用的方法】 试管法

【参考区间】

网织红细胞百分数：成人：0.005~0.015；新生儿：0.03~0.06；儿童：0.005~0.015。

网织红细胞绝对数：成人：$(24~84)\times10^9$/L。

【临床意义】

1.增加   表示骨髓造血功能旺盛,各种增生型贫血均可增多,溶血性贫血增加尤为显著,巨幼细胞性贫血、缺铁性贫血在用维生素 B_{12} 和铁剂治疗后显著增多,表示有治疗效果。

2.减少   常见于再生障碍性贫血。

八、白细胞计数

【检验项目名称】   白细胞计数

【英文缩写】   WBC

【参考范围】   成人:男(3.97～9.15)× 10^9/L;女(3.69～9.16)× 10^9/L;儿童:(8～10)× 10^9g/L;婴儿:(11～12)× 10^9/L。

【临床意义】

1.增加

(1)生理性增加:新生儿、妊娠晚期、分娩期、月经期、饭后、剧烈运动后、冷水浴后及极度恐惧与疼痛等。

(2)病理性增加:大部分化脓性细菌所引起的炎症、尿毒症、严重烧伤、传染性单核细胞增多症、急性出血、组织损伤、手术创伤后、白血病等。

2.病理性减少   病毒感染、伤寒、副伤寒、黑热病、疟疾、再生障碍性贫血、极度严重感染、X线照射、肿瘤化疗后和非白血性白血病等。

九、白细胞分类计数

【检验项目名称】   白细胞分类计数

【英文缩写】   DLC

【参考区间】   如表1-2及表1-3所示。

表 1-2 **成人白细胞分类计数参考范围**

细胞类别	百分数(%)	绝对数($\times 10^9$/L)
中性粒细胞		
杆状核	1～36	0.04～0.6
分叶核	50～70	2～7
嗜酸性粒细胞	0.5～5	0.02～0.5
嗜碱性粒细胞	0～1	0～1
淋巴细胞	20～40	0.8～4
单核细胞	3～10	0.12～1

表 1-3 **儿童白细胞分类计数参考范围**

细胞	百分数(%)
中性粒细胞	50～70(新生儿至婴儿 31～40)
嗜酸性粒细胞	0～5
嗜碱性粒细胞	0～7
淋巴细胞	20～40(新生儿至婴儿 40～60)
大单核细胞	1～8(出生后 2～7d 为 12)
未成熟细胞	0～8(出生后 2～7d 为 12)

【临床意义】

1.病理性增多

(1)中性粒细胞:急性化脓感染、粒细胞白血病、急性出血、溶血、尿毒症、急性汞中毒、急性铅中毒等。

(2)嗜酸性粒细胞:过敏性疾病如支气管哮喘、寄生虫病,某些传染病如猩红热,某些皮肤病如湿疹,某些血液病如嗜酸性粒细胞性白血病及慢性粒细胞白血病等。

(3)嗜碱性粒细胞:慢性粒细胞白血病、转移癌及骨髓纤维化等。

(4)淋巴细胞:百日咳、传染性单核细胞增多症、慢性淋巴细胞白血病、麻疹、腮腺炎、结核、传染性肝炎等。

(5)单核细胞:结核、伤寒、亚急性感染性心内膜炎、疟疾、黑热病、单核细胞白血病、急性传染病的恢复期等。

2.病理性减少

(1)中性粒细胞:伤寒、副伤寒、疟疾、流感、化学药物中毒、X线和镭照射、抗癌药物化疗、极度严重感染、再生障碍性贫血、粒细胞缺乏等。

(2)嗜酸性粒细胞:伤寒、副伤寒以及应用肾上腺皮质激素后。

(3)淋巴细胞:多见于传染病急性期、放射病、细胞免疫缺陷等。

十、嗜酸性粒细胞直接计数

【检验项目名称】 嗜酸性粒细胞直接计数

【参考区间】 $(50\sim300)\times10^6/L$

【临床意义】

1.直接计数 主要用于观察传染病、手术和烧伤患者的预后及测定肾上腺皮质功能。

2.其他变化 同白细胞分类计数中嗜酸性粒细胞临床意义。

十一、血小板计数

【检验项目名称】 血小板计数

【英文缩写】 PLT

【采用的方法】 目视计数法和血细胞分析仪计数法

【标本类型】 新鲜的血液

【参考区间】 成人:男性$(85\sim303)\times10^9/L$,女性$(101\sim320)\times10^9/L$;新生儿:$(100\sim300)\times10^9/L$;儿童:$(100\sim300)\times10^9/L$。

【临床意义】

1.血小板减少（低于 $100×10^9/L$）　见于：①血小板生成障碍：再生障碍性贫血、急性白血病、急性放射病等；②血小板破坏增多：原发性血小板减少性紫癜（ITP）、脾功能亢进；③血小板消耗过多：如 DIC 等。

2.血小板增多（高于 $400×10^9/L$）　见于：①骨髓增生综合征、慢性粒细胞性白血病、真性红细胞增多症；②急性感染、急性失血、急性溶血等；③其他：脾切除术后。

十二、红细胞沉降率测定

【检验项目名称】　红细胞沉降率测定

【英文缩写】　ESR

【采用的方法】　魏氏测定法和自动血沉仪测定法

【标本类型】　抗凝血

【参考区间】　（生物参考区间）50 岁以下，男＜15mm/h，女＜20mm/h；50 岁以上，男＜20mm/h，女＜30mm/h；85 岁以上，男＜30mm/h，女＜42mm/h；儿童＜10mm/h。

【临床意义】

ESR 为较为常用而缺乏特异性的试验，常作为疾病是否活动的监测指标。

1.生理性增快　见于月经期、妊娠 3 个月至产后 1 个月的妇女以及 60 岁以上的老年人。

2.病理性增快　见于急性炎症、结缔组织病、风湿热活动期、组织严重破坏、贫血、恶性肿瘤、高球蛋白和异常球蛋白血症等。

3.血沉减慢　见于真性红细胞增多症、低纤维蛋白原血症、充血性心力衰竭、红细胞形态异常等。

第二节　尿液检验

一、尿液标本收集和处理

（一）尿液标本种类和收集

尿液标本种类的选择和收集取决于临床医师的送检目的、患者的状况和试验的要求。理想情况下，为了达到筛查、检出分析物和有意义有形成分的目的，应收集浓缩尿液。临床常用尿液标本种类有：

1.晨尿　清晨起床后，在未进早餐和做其他运动之前排泄的尿液，又称为首次晨尿。住院患者最适宜收集此类标本，但在收集前一天应提供收集容器和书面收集说明，如外阴、生殖器清洁方法，留中段清洁尿等。若采集后 2h 内不能进行分析，可采取适当的防腐措施。晨尿常用于筛查、直立性蛋白尿检查和细胞学研究。

2.随机尿　随时排泄，无须患者做任何准备的尿液，称为随机尿，适用于常规及急诊筛查，但是，患者如摄入大量液体和剧烈运动后将直接影响尿液成分，从而不能准确反映患者疾病状况。另一种方法是收集首次晨尿排泄后 2~4h 内的尿液标本，作为第二次晨尿，但要求患者在前晚 10 时起到收集标本止，只能饮用 200mL 水，以提高细菌培养和有形成分计数的灵敏度。

3.计时尿　收集一段时间内的尿液标本，如收集治疗后、进餐后、白天或卧床休息后的 3h、12h 或 24h 内全部尿液。准确的计时和规范的说明是确保计时尿结果可靠的重要前提。计时尿常用于定量测定、廓清率试验和细胞学研究。24h 计时尿标本收集方法如下：

（1）告知患者标本收集的具体步骤，尽可能提供书面说明。

（2）在开始收集标本的第一天（如早晨 8 时），患者排空膀胱中的尿液，弃去该部分尿液。将此后连续 24h 的尿液收集于盛尿容器中。

（3）在结束收集标本的第二天（如早晨 8 时），患者排空膀胱中的尿液,收集于盛尿容器中。

(4)送到实验室后,充分混匀全部标本,准确测量并记录总尿量。

(5)取出一定量尿液用于试验,弃去剩余尿液。

(二)尿液防腐与保存

尿液常规筛查尽量不要使用防腐剂,在标本收集后 2h 之内无法进行尿液分析,或尿液中所要分析的成分不稳定,标本可加入特定的化学防腐剂。

(三)检验后尿液标本的处理

标本检验后,必须经过 10g/L 过氧乙酸或漂白粉消毒处理后才能排入下水道内。所用盛尿容器及试管等须经 30～50g/L 漂白粉澄清液或 10g/L 次氯酸钠液中浸泡 2h,也可用 5g/L 过氧乙酸浸泡 30～60min,再用清水冲洗干净。使用一次性尿杯者,应先消毒后毁型,再烧毁,或送医疗垃圾站统一处理,并要做好记录。

二、尿液一般性状检查

(一)尿量

使用量筒或其他带刻度的容器直接测定尿量。尿量随气候、出汗量、饮水量等不同而异,一般健康成人为 1.0～1.5L/24h,即 1mL/(kg 体重·h);小儿按千克体重计算尿量较成人多 3～4 倍。

1.多尿 是指尿量大于 2.5L/24h。多尿可分为生理性多尿和病理性多尿两类。

(1)生理性多尿:见于饮水过多,饮浓茶、咖啡及乙醇类或精神紧张等。

(2)病理性多尿:常见于糖尿病、尿崩症、慢性肾炎及神经性多尿等。

2.少尿 少尿是指尿量小于 17mL/h(儿童小于 0.8mL/kg 体重)或小于 0.4L/24h。少尿可分为生理性少尿和病理性少尿两类。

（1）生理性少尿：见于饮水少、出汗多等。

（2）病理性少尿：见于休克、脱水、严重烧伤、急慢性肾炎、心功能不全、肝硬化腹水、流行性出血热少尿期、尿毒症、急慢性肾衰竭等。

（二）尿液颜色

尿液颜色正常为淡黄色，浓缩时可呈深黄色，并受某些食物及药物的影响。

尿色异常及原因如表 1-4 所示。

表 1-4　尿色异常及原因

尿色	原因	鉴别	临床意义
无色	稀释尿	无气味	多尿，糖尿病、尿崩症
浓茶色	胆红素升高	泡沫黄色	黄疸
红色	血尿	潜血阳性、上清液无色	出血性疾病
红褐色	血红蛋白、肌红蛋白	潜血阳性、上清液红色	溶血、肌损伤
紫红色	卟啉尿、药物影响	潜血阴性	卟啉病，药物史
棕黑色	高铁血红蛋白尿、血尿、黑色素尿、药物影响	标本久置、碱化尿	标本放置过久，药物史
黄白色	脓尿	尿混浊、含丝状悬浮物	泌尿系统感染
绿蓝色	胆绿素、胆红素、细菌尿靛青红	标本久置、黄绿色、碱化尿加热褪色	肝胆疾病
乳白色	乳糜尿、脂肪尿	乳糜试验阳性	丝虫病、淋巴管破裂
深黄色	浓缩尿、尿胆红素升高药物	泡沫无色	发热、脱水

（三）尿液透明度

根据尿的外观性状,将透明度分为 4 个等级,分别为清晰透明、微浑、混浊、明显混浊。尿液混浊及原因如表 1-5 所示。

表 1-5 尿混浊及原因

混浊状态	原因	鉴别	临床意义
云雾状	磷酸盐、磷酸盐结晶	加乙酸后溶解,后者产生气泡	可能有尿结石
	尿酸盐结晶	加热至 60℃,加碱后溶解	可能有尿结石
	草酸盐结晶	加 15%盐酸,混浊消失	可能有尿结石
	红细胞	红色,加乙酸后溶解	血尿
	白细胞、脓细胞	黄色,加乙酸后不溶解	尿路感染
	细菌、真菌、精液、前列腺液	黄色,加乙酸后不溶解	
膜状	蛋白质、血细胞、上皮细胞	肾综合征出血热	
絮状	脓尿、组织、凝块、黏液丝、黏蛋白	放置后有沉淀物	细菌感染
乳状混浊	乳糜尿、脂肪尿	乳糜试验阳性	丝虫病、淋巴管破裂、肾病

（四）尿液酸碱度

【参考值】

正常饮食条件下:①晨尿,多偏弱酸性,pH 5.5～6.5;②随机尿,pH 4.5～8.0;尿可滴定酸度:20～40mmol/24h 尿。

1.尿液 pH 升高见于

(1)酸中毒、发热、慢性肾小球肾炎。

(2)代谢性疾病:如糖尿病、痛风、低血钾性碱中毒。

(3)其他:如白血病、呼吸性酸中毒。

(4)尿酸盐或胱氨酸尿结石。

2.尿液 pH 降低见于

(1)碱中毒。

(2)严重呕吐。

(3)尿路感染。

(4)肾小管性酸中毒。

(5)草酸盐、磷酸盐或碳酸盐尿结石。

（五）尿液气味

【参考值】　微弱芳香气味

【临床意义】　尿气味可受药物或食物影响而出现特殊气味。

三、尿液渗量测定

【项目名称】　尿液渗量测定

【参考区间】　尿液渗量一般为 600～1000mOsm/(kg·H_2O)，24h 内最大范围为 40～1400mOsm/(kg·H_2O)，血浆渗量为 275～305mOsm/(kg·H_2O)，尿与血浆渗量之比为(3.0～4.7)：1.0。

【临床意义】

1.禁水 12h，尿渗量大于 800mOsm/(kg·H_2O)，若低于此值时，表示肾脏浓缩功能不全。正常人禁水 12h 后，尿渗量与血浆渗量之比应大于 3。

2.急性肾小管功能障碍时，尿与血浆渗量之比小于 1.2，且尿 Na^+ 浓度大于 20mmol/L。

3.应结合血液电解质考虑，如糖尿病、尿毒症时，血液渗量升高，但尿 Na^+ 浓度下降。

四、尿液化学检查

（一）尿蛋白质定性试验

【项目名称】　尿蛋白质定性试验

【采用的方法一】　加热乙酸法

【结果判断】

阴性(－):不显混浊。

可疑(±):在黑色背景下呈轻微浑浊。

阳性(＋):呈明显白雾状,含蛋白质量为 0.1～0.5g/L。

(＋＋):呈混浊,有明显颗粒,含蛋白质量为 0.5～2.0g/L。

(＋＋＋):大量絮片状沉淀,混浊,含蛋白质量为 2.0～5.0g/L。

(＋＋＋＋):出现凝块并有大量絮片状沉淀,含蛋白质量大于5.0g/L。

【采用的方法二】　试带法

【参考区间】　阴性

【临床意义】　分为功能性、体位性、偶然性、病理性蛋白尿,后者见于肾炎、肾病综合征等。

(二)尿蛋白质定量测定

【项目名称】　尿蛋白质定量测定

【采用的方法】　丽春红 S 法

【参考区间】　(46.5 ± 18.1) mg/L

【临床意义】　分为功能性、体位性、偶然性、病理性蛋白尿,后者见于肾病综合征等。

(三)尿本-周蛋白定性试验

【项目名称】　尿本-周蛋白定性试验

【采用的方法】　过筛法(热沉淀反应法)

【参考区间】　阴性

【临床意义】

1.一般认为,当浆细胞恶性增殖时,可能有过多的轻链产生或重链的合成被抑制,致使过多的轻链通过尿液排出。

2.约 50％的多发性骨髓瘤患者及约 15％的巨球蛋白血症患者,其尿液可出现本-周蛋白。

3.肾淀粉样变,慢性肾盂肾炎及恶性淋巴瘤患者等,亦可出现本-周蛋白。

(四)尿含铁血黄素定性试验

【项目名称】 尿含铁血黄素定性试验

【采用的方法】 罗斯(Rous)法

【参考区间】 阴性

【临床意义】 慢性血管内溶血,如阵发性睡眠性血红蛋白尿症和其他血管内溶血可引起含铁血黄素尿。有时因尿中血红蛋白量少,潜血试验测不出,需查含铁血黄素。在溶血初期,虽然有血红蛋白尿,但由于血红蛋白尚未被肾上皮细胞所摄取,因而未能形成含铁血黄素,此时本试验可呈阴性反应。

(五)尿葡萄糖定性试验

【项目名称】 尿葡萄糖定性试验

【采用的方法】 试带法

【参考区间】 阴性

【临床意义】 尿糖阳性见于糖尿病、肾性糖尿病、甲状腺功能亢进等。内服或注射大量葡萄糖及精神激动等也可致阳性反应。

(六)尿酮体定性试验

【项目名称】 尿酮体定性试验

【采用的方法】 试带法

【参考区间】 阴性

【临床意义】

1.正常尿液中不含酮体。

2.严重未治疗的糖尿病酸中毒患者酮体可呈强阳性反应。

3.妊娠剧烈呕吐,长期饥饿,营养不良,剧烈运动后可呈强阳性反应。

（七）尿乳糜定性试验

【项目名称】 尿乳糜定性试验

【结果判断】

1.浑浊尿液因加乙醚而澄清,则为乳糜或脂肪尿。

2.镜检下可见红色脂肪滴。

【参考区间】 阴性

【临床意义】

1.正常人为阴性。

2.因丝虫或其他原因阻塞淋巴管,使尿路淋巴管破裂而形成乳糜尿。丝虫病患者的乳糜尿沉渣中常见红细胞及大量淋巴细胞,并可找到微丝蚴。

（八）尿胆红素定性试验

【项目名称】 尿胆红素定性试验

【采用的方法】 试带法

【参考区间】 阴性

【临床意义】 在肝实质性及阻塞性黄疸时尿中均可出现胆红素。在溶血性黄疸患者的尿中,一般不见胆红素。

（九）尿胆原定性试验

【项目名称】 尿胆原定性试验

【采用的方法】 试带法

【临床意义】

1.正常人为阳性(＋)反应,尿液稀释 20 倍后多为阴性。

2.尿胆原阴性常见于完全阻塞性黄疸。

3.尿胆原增加常见于溶血性疾患及肝实质性病变,如肝炎。

（十）尿亚硝酸盐定性试验

【项目名称】 尿亚硝酸盐定性试验

【采用的方法】 试带法

【参考区间】　阴性

【临床意义】

1.正常人为阴性。

2.尿路细菌感染,如大肠埃希菌属、克雷伯杆菌属、变形杆菌属和假单胞菌属感染者可呈阳性。

五、妊娠试验

【项目名称】　妊娠试验

【采用的方法】　金标抗体检测法

【临床意义】

1.本实验主要用于妊娠的诊断。用敏感的方法,在受孕 2～6d 即呈现阳性。

2.用于与妊娠相关疾病和肿瘤的诊断及鉴别诊断。

3.过期流产或不完全流产,子宫内仍有活胎盘组织时,本试验仍呈阳性。

4.人工流产后,如果仍呈阳性,提示宫内尚有残存胚胎组织。

5.宫外孕时,HCG 低于正常妊娠,仅有 60% 阳性。

六、尿液分析仪检查

(一)尿干化学分析仪检查

【项目名称】　尿干化学分析仪检查

【检测原理】　尿中相应的化学成分使尿多联试带上相应试剂模块发生颜色变化,颜色深浅与尿中相应物质浓度成正比。当试带进入尿干化学分析仪比色槽时,各试剂模块依次受到仪器光源照射并产生不同的反射光,仪器接受不同强度的光信号后将其转化为相应的电讯号,经微处理器处理,计算出各检测项目的反射率,与标准曲线比较校正,最后以定性或半定量方式自动输出结果。

【临床意义】　尿干化学分析仪检查的临床应用与化学检查相同。

（二）尿有形成分分析仪检查

【项目名称】　尿有形成分分析仪检查

【检验原理】　流式细胞术和电阻抗分析

【临床意义】　全自动尿有形成分分析仪主要用于肾脏疾病及其他相关疾病的诊断、治疗、预后观察，可提供的红细胞形态相关信息，对鉴别血尿来源具有重要价值。

第三节　大便常规检验

一、粪便显微镜检查

【参考值】　正常粪便显微镜检查一般没有红细胞或白细胞，或在高倍镜下偶见1~2个白细胞（记作0~1/HPF或0~2/HPF）。无寄生虫卵及原虫。

【影响因素】

1.粪便采集量必须足够、新鲜，采集后应在1h内及时检查，否则放置过久会破坏粪便中的有形成分。

2.粪便标本采集时特别注意要挑取脓血、黏液处进行检查。

3.避免尿液、月经血混入标本。

4.查阿米巴滋养体，应从粪便脓血部分取材或采用肛拭法保温送检。

5.一般不用灌肠后粪便做标本。

【临床意义】　粪便显微镜检查如发现以下内容可能提示某些问题。

1.白细胞增加　肠炎时白细胞数量一般少于15个/HPF，细菌性痢疾或阿米巴样痢疾时白细胞数量明显增加，过敏性肠炎、肠道寄生虫病时白细胞数量也会增加，并能查到较多的嗜酸性粒细胞。

2.红细胞增加　常见于下消化道出血、肠道炎症、溃疡性结肠炎、结肠癌、直肠癌、直肠息肉、痔疮出血、细菌性痢疾和阿米巴痢疾等。阿米巴痢疾时粪便中红细胞数量明显多于白细胞,细菌性痢疾中红细胞数量往往少于白细胞。

3.寄生虫卵、虫体或原虫　如果发现可确定有相应的寄生虫或原虫感染,这是有关寄生虫感染直接和最肯定的证据。

4.嗜酸性粒细胞增高　可见于肠易激综合征、过敏性肠炎、肠道寄生虫感染者。

5.上皮细胞　如见到大量上皮细胞,是肠壁炎症的特征。如结肠炎、假膜性肠炎等。

6.结晶　正常粪便中可有磷酸盐、草酸钙、氧化镁、碳酸钙、胆固醇等少量结晶,一般无临床意义。特殊的结晶如夏科-莱登结晶,常见于过敏性肠炎、肠道溃疡、寄生虫感染、阿米巴痢疾等。

7.真菌　可见于两种情况:①容器污染或粪便采集后在室温下久置污染;②大量使用抗生素后引起真菌二重感染所致。肠道菌群失调见于白色念珠菌感染、假膜性肠炎;轻度腹泻可能由大量普通酵母菌引起;消化不良性水泻便中常见八联球菌;人体酵母菌主要见于腹泻患者,其临床意义未明。

8.食物残渣　如大量出现淀粉颗粒,主要反映消化功能不良,多见于慢性胰腺炎、胰腺功能不全、肠道功能不全、糖类消化不良等。另外,肠蠕动亢进、腹泻或蛋白消化不良时可升高。

9.病理性细胞　如癌细胞,见于乙状结肠癌、直肠癌患者的粪便中。

二、粪便的外观

【参考值】　正常人一般每天排便 1 次,粪便外观呈黄褐色,形状多为圆柱状、圆条状或软泥样;婴儿粪便呈黄色或金黄色。以细粮和肉食为主者粪便细腻而量少,食粗粮或蔬菜多者粪便含纤维多且量增多。

【影响因素】
1.粪便采集后应迅速送检,若长时间放置,则会使其色泽加深。

2.粪便检查时应注意被检者的饮食和服药情况,以便排除非疾病因素。

3.其他注意事项

(1)食物的影响:食肉类食品者,粪便易呈黑褐色;食绿叶类蔬菜者,粪便易呈黯绿色;食红辣椒、西红柿或西瓜者,粪便易呈红色;食动物血、肝或黑芝麻等,粪便易呈黑色等。

(2)药物的影响:消化道钡餐造影、服用硅酸铝,易呈灰白色;服用活性炭、铁剂、中草药可呈无光泽灰黑色;服用番泻叶、山道年、大黄等易呈黄色,等等。

【临床意义】　病理情况下,粪便的外观可呈现不同的改变。患者在大便时应该顺便观察一下粪便的颜色及形状,可根据下面的介绍对自己消化道和粪便的问题做初步判断。

1.稀糊状或稀汁、稀水样便,多见于各种感染性或非感染性腹泻、肠炎。

2.黄绿色稀水样便,并含有膜状物时可能为伪膜性肠炎。

3.米泔样粪便(白色淘米水样),内含黏液片块,常见于霍乱或副霍乱,此为烈性传染病,须及早隔离治疗。

4.当粪便内含有肉眼可见的较多黏液时,多为小肠炎症及直肠炎症。

5.粪便中含有肉眼可见的脓血时称为脓血便,常见于痢疾、溃疡性结肠炎、结肠或直肠癌、局限性肠炎等。

6.鲜血便常见于痔疮或肛裂所出的鲜血,多附着于秘结粪便的表面。

7.黑色粪便也称柏油便,形如柏油,质软并富有光泽,多为各种原因所致的上消化道出血,其潜血试验为阳性;而服用药物所致的黑色便无光泽且潜血试验为阴性。

8.冻状便,形如胶冻,表面似有一层膜,常见于肠易激综合征腹部绞痛后排出的粪便,也可见于慢性细菌性痢疾患者排出的粪便。

9.钡餐造影术后粪便可暂时呈黄白色。新生儿粪便中排出黄白色乳凝块提示消化不良。

10.细条状或扁条状便表明直肠狭窄,多见于直肠癌。

11.干结便多呈硬球状或羊粪样,见于便秘者或老年排便无力者。

三、粪便寄生虫检查

肠道寄生虫病的诊断多依靠在粪便中找到虫卵、原虫滋养体和包囊,找到这些直接证据就可以明确诊断为相应的寄生虫病和寄生虫感染。

【参考值】 正常人粪便中应无寄生虫卵、原虫、包囊、虫体。

【临床意义】

1.可在粪便中查到的寄生虫虫卵有:蛔虫卵、钩虫卵、鞭虫卵、蛲虫卵、曼氏血吸虫卵、日本血吸虫卵、东方毛圆形腺虫卵、粪类圆形腺虫卵、姜片虫卵、肝吸虫卵、牛肉绦虫卵、短小绦虫卵、猪肉绦虫卵、长膜壳绦虫卵等。

2.可在粪便中查出的原虫滋养体和包囊的有结肠阿米巴、痢疾阿米巴、布氏阿米巴、嗜碘阿米巴、微小阿米巴、脆弱双核阿米巴等。

3.可在粪便中查到的各种滴虫和鞭毛虫的有兰氏贾第鞭毛虫、人肠鞭毛虫、梅氏唇鞭毛虫、肠内滴虫、华内滴虫、结肠小袋纤毛虫等。

4.可在粪便中查到的虫体和节片的有蛔虫、蛲虫、钩虫、猪肉绦虫、牛肉绦虫、阔头裂节绦虫等。

四、粪胆素和粪胆原测定

【参考值】 阳性

【影响因素】

1.待检粪便必须新鲜,否则会氧化成粪胆素。如粪便中含较多的脂肪胨,则应先用乙醚抽提脂肪后再做试验。

2.制备粪便悬液时应充分混匀。

3.口服广谱抗生素可影响胆红素转化为粪(尿)胆原的功能。

【临床意义】 粪便中无胆红素,而有粪胆原和粪胆素。

病理情况下,如阻塞性黄疸时,粪胆原减少或缺如,且随病情好转而好转或恢复正常;溶血性疾病(如溶血性黄疸或阵发性睡眠性血红蛋白尿症时),粪胆原增加;肝细胞性黄疸时,粪胆原可增加也可减少。

粪胆原测定应结合粪胆红素及其衍生物、尿胆原、尿胆红素定性试验以及血胆红素的测定,以利于鉴别诊断黄疸的性质。

五、粪便苏丹Ⅲ染色检查

苏丹Ⅲ为一种脂肪染料,可将粪便中排出的中性脂肪染成珠红色,易于在显微镜下观察和辨认。

【英文缩写】 SUDAN Ⅲ

【参考值】 阴性

【临床意义】 人们每天食入各类食物包括脂肪,正常食入的中性脂肪经胰脂肪酶消化分解后被重新吸收,如粪便中出现过多的中性脂肪则提示胰腺的正常消化功能可能减退,或肠蠕动亢进,特别是在慢性胰腺炎和胰头癌时多见。此外,肝脏代偿功能失调、脂肪性痢疾、消化吸收不良综合征时也可出现阳性结果。

六、粪便潜血检查

粪便潜血试验是用来检查粪便中隐藏的红细胞或血红蛋白的一项实验。这对检查消化道出血是一项非常有用的诊断指标。

【别名】 隐血试验、匿血试验

【英文缩写】 OB

【参考值】 阴性

【影响因素】

1.容器及玻片应避免血红蛋白污染。

2.挑取粪便时,应尽量选择可疑部分。

3.标本应及时送检,否则久置将使血红蛋白被肠道细菌分解,造成假阴性。此外,造成假阴性的情况还有触媒法试剂失效及大量维生素C存在等。

4.以下物质可造成粪便潜血的假阳性:新鲜动物食品(如鱼、牛乳、鸡蛋、贝类、动物肉等)、蔬菜水果(如萝卜、大量绿叶菜、香蕉、葡萄等)、某些药物如铁剂、阿司匹林、糖皮质激素等,以及齿龈出血、鼻出血等。故应嘱受检者在检查前3天内禁食动物血、肉、肝脏及富含叶绿素食物、铁剂、中药,以免造成假阳性。

5.应用免疫学方法检测可提高试验的特异性,并可避免食物因素引起的非特异性反应。

【临床意义】

1.消化道癌肿早期,有20%的患者可出现潜血试验阳性,晚期患者的潜血阳性率可达到90%以上,并且可呈持续性阳性,因此粪便潜血检查可作为消化道肿瘤筛选的首选指标。

2.消化道出血、消化道溃疡患者粪便潜血试验多为阳性,或呈现间断性阳性。

3.可导致粪便中出现较多红细胞的疾病,如痢疾、直肠息肉、痔疮出血等也会导致潜血试验阳性反应。

4.其他引起潜血试验阳性的疾病还有:结肠炎、结肠息肉、结肠癌、各种紫癜、急性白血病、血友病、回归热,钩虫病、胃癌等。此外,某些药物亦可致胃黏膜损伤(如服用阿司匹林、糖皮质激素等)。

七、大便标本留取

1.粪便标本应取蚕豆大小的一块送检,并注意选取有脓血或其他异常外观的部分送检。取标本时应注意粪便的颜色与外观,并应向医生叙述;住院患者必要时应留给医生观看粪便的形状、外观和颜色,因为这些内容对某些疾病的鉴别和诊断有一定价值。

2.做粪便潜血试验要求3天内不食用瘦肉类、含动物血类、含铁剂的药物等,避免出现干扰;如果医院使用单克隆抗体法潜血试验,则不需要注意这些问题。所留取的标本应放在洁净的不吸水的蜡盒或塑料盒内送检,千万不要用纸张包裹,因为黏液和细胞等成分会被纸张吸收和破坏,不能得到准确的结果。

3.如是用于做粪便细菌培养用的标本,一定使用医院实验室提供的消毒专用标本盒,以避免其他细菌混入标本中。

第四节　体液及排泄物检查

一、脑脊液检查

（一）一般性状检查

主要观察颜色与透明度,可记录为水样透明（白细胞 $200/\mu L$ 或红细胞 $400/\mu L$ 可致轻微混浊）、白雾状混浊、微黄混浊、绿黄混浊、灰白混浊等。脓性标本应立即直接涂片进行革兰染色检查细菌,并及时接种相应培养基。

1.红色　如标本为血性,为区别蛛网膜下隙出血或穿刺性损伤,应注意以下情况。

（1）将血性脑脊液试管离心沉淀（1500r/min）,如上层液体呈黄色,潜血试验阳性,多为蛛网膜下隙出血,且出血的时间已超过 4h,约 90％患者为 12h 内发生出血。如上层液体澄清无色,红细胞均沉管底,多为穿刺损伤或因病变所致的新鲜出血。

（2）红细胞皱缩,不仅见于陈旧性出血,在穿刺外伤引起出血时也可见到。因脑脊液渗透压较血浆高所致。

2.黄色　除陈旧性出血外,在脑脊髓肿瘤所致脑脊液滞留时,也可呈黄色。黄疸患者（血清胆红素 $171\sim257\mu mol/L$）的脑脊液也可呈黄色。但前者呈黄色透明的胶冻状。脑脊液蛋白不低于 1.50g/L,红细胞

高于 $100 \times 10^9/L$,也可呈黄色。橘黄色见于血液降解及进食大量胡萝卜素。

3.米汤样　由于白(脓)细胞增多,可见于各种化脓性细菌引起的脑膜炎。

4.绿色　可见于绿脓假单胞菌、肺炎链球菌、甲型链球菌引起的脑膜炎、高胆红素血症和脓性脑脊液。

5.褐色或黑色　见于侵犯脑膜的中枢神经系统黑色素瘤。

(二)蛋白定性试验

【原理】　脑脊液中球蛋白与苯酚结合,可形成不溶性蛋白盐而下沉,产生白色混浊或沉淀,即潘氏(Pandy)试验。

【结果判断】

阴性:清晰透明,不显雾状。

极弱阳性:微呈白雾状,在黑色背景下,才能看到。

阳性(+):灰白色云雾状。

(++):白色混浊。

(+++):白色浓絮状沉淀。

(++++):白色凝块。

【临床意义】　正常时多为阴性或极弱阳性。有脑组织和脑脊髓膜疾患时常呈阳性反应,如化脓性脑脊髓膜炎、结核性脑脊髓膜炎、梅毒性中枢神经系统疾病、脊髓灰白质炎、流行性脑炎等。脑出血时多呈强阳性反应,如外伤性血液混入脑脊液中,亦可呈阳性反应。

(三)有形成分检查

细胞总数

【检验项目名称】　细胞总数

【采用的方法】　细胞板计数

【检验项目名称】　白细胞计数

【参考区间】　正常人脑脊液中无红细胞,仅有少量白细胞。白细胞计数:成人$(0\sim8)\times10^6/L$;儿童$(0\sim15)\times10^6/L$;新生儿$(0\sim30)\times$

$10^6/L$。以淋巴细胞及大单核细胞为主,两者之比约为 7：3,偶见内皮细胞。

【附注】

1.计数应及时进行,以免脑脊液凝固,使结果不准确。

2.细胞计数时,应注意新型隐球菌与白细胞的区别。前者不溶于乙酸,加优质墨汁后可见不着色的荚膜。

3.计数池用后,应用 75％乙醇消毒 60min。忌用酚消毒,因会损伤计数池的刻度。

细胞分类

【检验项目名称】　细胞分类

【采用的方法】　直接分类法或染色分类法

【参考区间】　脑脊液白细胞分类计数中,淋巴细胞所占比例成人为 40％～80％,新生儿为 5％～35％;单核细胞所占比例成人为 15％～45％;新生儿为 50％～90％;中性粒细胞所占比例成人为 0～6％,新生儿为 0～8％。

【临床意义】

1.中枢神经系统病变的脑脊液,细胞数可增多,其增多的程度及细胞的种类与病变的性质有关。

2.中枢神经系统病毒感染、结核性或霉菌性脑脊髓膜炎时,细胞数可中度增加,常以淋巴细胞为主。

3.细菌感染时(化脓性脑脊髓膜炎),细胞数显著增加,以中性粒细胞为主。

4.脑寄生虫病时,可见较多的嗜酸性颗粒。

5.脑室或蛛网膜下隙出血时,脑脊液内可见多数红细胞。

(四)真菌检查——新型隐球菌检查

【检验项目名称】　真菌检查——新型隐球菌检查

【检测方法】

1.取脑脊液,以 2000r/min 离心 15min,以沉淀物作涂片,加优质经过滤的细墨汁 1 滴,混合,加盖玻片检查。

先用低倍镜检查,如发现在黑色背景中有圆形透光小点,中间有一细胞大小的圆形物质,即转用高倍镜仔细观察结构,新型隐球菌直径 5～20μm,可见明显的厚荚膜,并有出芽的球形孢子。

每次镜检应用空白墨水滴作为对照,以防墨汁污染。

2.球菌患者约有 50％阳性率。

【报告方式】 墨汁涂片找到"隐球菌属"。

二、浆膜腔积液检查

(一)标本采集的注意事项

1.由穿刺取得的标本为防止细胞变性、出现凝块或细菌破坏溶解等,送检及检查必须及时。

2.为防止凝固,最好加入 100g/L,乙二胺四乙酸二钠或二钾(EDTA 钠盐或钾盐)抗凝,每 0.1mL 可抗凝 6mL 浆膜腔积液,及时完成细胞涂片检查。

3.pH 测定应用肝素抗凝专用采样器。

(二)浆膜黏蛋白定性试验

【结果判断】

阴性:清晰不显雾状。

可疑(±):渐成白雾状。

阳性(＋):加后呈白雾状。

(＋＋):白薄云状。

(＋＋＋):白浓云状。

【附注】 在滴下穿刺液后,如见浓厚的白色云雾状沉淀很快下降,而且形成较长的沉淀物,即 Rivalta 反应阳性。如产生白色混浊不明显,下沉缓慢,并较快消失者为阴性反应。

（三）总蛋白定量及白蛋白定量测定

【临床意义】

1.渗出液中含有较多的浆膜黏蛋白,故称 Rivalta 阳性,而漏出液为阴性,但如果漏出液经长期吸收蛋白浓缩后,也可呈阳性反应。有人主张用高清腹水白蛋白梯度(SAAG:血清白蛋白浓度减去腹水白蛋白浓度)来鉴别漏出液与渗出液,漏出液是指高 SAAG($\geqslant$11g/L),渗出液是指低 SAAG<11g/L。如 SAAG<11g/L,一般不出现门脉高压。

2.炎性疾患(化脓性、结核性等)蛋白含量多为 40g/L 以上;恶性肿瘤为 20~40g/L;肝静脉血栓形成综合征为 40~60g/L;瘀血性心功能不全、肾病综合征患者的腹水中蛋白浓度最低,为 1~10g/L;肝硬化腹水多为 5~20g/L。

（四）腺苷脱氨酶测定

【临床意义】　腺苷脱氨酶(ADA)能催化腺苷水解产生次黄嘌呤和氨,是重要的腺苷分解酶,以 T 淋巴细胞内含量最丰富,尤其与 T 淋巴细胞的数量、增殖和分化有关。结核性胸膜炎时显著增高,在 40U/L 以上,甚至超过 100U/L。肝炎、肝硬化、肝癌低于 20U/L。在结核性胸膜炎的诊断上有很重要的参考价值。

（五）癌胚抗原测定

【临床意义】　癌胚抗原(CEA)可作为浆膜腔积液中的肿瘤标记物,大部分良性瘤在 5μg/L 以下,癌性在 5μg/L 以上,结核性胸腹水在 2μg/L 以下,对癌性胸腹膜炎诊断有重要意义。积液 CEA 与血清 CEA 比值大于 1.0 时,高度怀疑为癌性积液。积液 CEA 与血清 CEA 比值大于 4.3 是恶性变的一个指标,因为 CEA 绝大多数可由癌细胞直接分泌而来。同时 CEA 又可作为治疗指标的观察。

（六）显微镜检查

【临床意义】

1.以多形核白细胞为主,提示化脓性炎症或早期结核性积液。在结核性渗出液的吸收期可见嗜酸性粒细胞增多。

2.以淋巴细胞增多为主,提示慢性炎症。可见于结核性渗出液,病毒感染,系统性红斑狼疮的多发性浆膜炎等。

3.以间皮细胞及组织细胞增多为主,提示浆膜上皮脱落旺盛,可见于瘀血,恶性肿瘤等。

4.心包积液有核细胞数量超过 $1000 \times 10^6/L$ 多提示为心包炎。

5.腹水有核细胞数量超过 $500 \times 10^6/L$,主要为中性粒细胞(大于50%),提示为细菌性腹膜炎。

6.积液中找到癌细胞是诊断恶性肿瘤的有力证据。

三、滑膜液检查

【标本收集】　滑膜液收集应用消毒注射器,正常时滑膜液量甚少,病理时则可多达 3～10mL,因检查项目不同、容器不同,故应事先准备有关标本容器,微生物培养应置于灭菌消毒试管,显微镜检查应用肝素抗凝标本,每毫升约用肝素钠 25U(不可采用肝素锂、草酸盐或 EDTA干粉,以免造成人为结晶,干扰显微镜检查),如有可能,患者宜空腹 4～6h,以达到血液内组分与滑膜内组分平衡,且血液标本应与滑膜标本在同一时间采集。采集后立即送检。

【临床意义】　滑膜液存在于关节面与滑膜围成的关节腔内,来自血管、毛细淋巴管的过滤液及滑膜细胞的分泌。关节发生炎症等疾病时,常累及滑膜,使其正常化学成分和细胞成分发生改变。滑膜液穿刺可用于关节炎的诊断和鉴别诊断。

四、精液检查

【标本收集】

1.在 3 个月内检查两次至数次,两次之间间隔应大于 7d,但不超过

3 周。

2.采样前至少禁欲 3d,但不超过 7d。

3.采样后 1h 内送到检验科。

4.用清洁干燥广口塑料或玻璃小瓶收集精液,不宜使用避孕套内的精液。某些塑料容器具有杀死精子的作用,但是否合适应该事先做试验。

5.应将射精精液全部送检。

6.传送温度应在 20～40℃。

7.容器必须注明患者姓名和(或)识别号(标本号或条码)、标本采集日期和时间。

8.和所有体液一样,精液也必须按照潜在生物危险物质处理,因为精液可能含有肝炎病毒、人类免疫缺陷病毒和疱疹病毒等。

【一般性状检查】　一般性状检查包括记录精液量、颜色、透明度、黏稠度和是否液化。

1.外观　正常精液呈灰白色或乳白色,不透明。棕色或红色提示出血。黄色可能服用某种药物。精子浓度低时精液略显透明。正常精液是一种均匀黏稠的液体,射精后立即凝固,30min 后开始液化。若液化时间超过 60min 考虑为异常,应记录这种情况。正常精液可含有不液化的胶冻状颗粒。

2.量　用刻度量筒或移液管测定。正常一次全部射精精液量为 2～5mL。精液量过多或过少是不育的原因之一。

3.黏稠度　在精液全部液化后,用 Pasteur 滴管吸入精液,然后让精液依靠重力滴落,并观察拉丝长度。正常精液呈水样,形成不连续小滴。黏稠度异常时,形成丝状或线状液滴(长度大于 2cm)。也可使用玻璃棒或注射器测定黏稠度。

4.酸碱度　用精密试带检查。正常人 pH 为 7.2～8.0,平均 7.8。

（一）精子存活率

【检验项目名称】　精子存活率

【采用的方法】 精子低渗膨胀试验(HOS)

【参考区间】 在排精 30～60min 内,约有 70%以上精子应为活动精子。精子低渗膨胀试验应有 60%以上精子出现尾部膨胀。

【附注】

1.如室温低于 10℃时,应将标本先于 37℃温育 5～10min 后镜检。

2.某些标本试验前就有尾部卷曲的精子,在 HOS 试验前,计算未处理标本中尾部卷曲精子的百分数,实际 HOS 试验结果百分率就等于测定值减去未处理标本中尾部卷曲精子百分率。

3.HOS 也是精子尾部膜功能试验。

(二)精子活力

【检验项目名称】 精子活力

【参考区间】 正常精液采集后 60min 内,a 级＋b 级精子达 50%以上。

【结果判断】

a 级:快速前向运动:37℃时速度大于等于 $25\mu m/s$,或 20℃速度大于等于 $20\mu m/s$($25\mu m$ 大约相当于精子 5 个头部的长度,或半个尾部的长度)。

b 级:慢速或呆滞地前向运动。

c 级:非前向运动(速度小于 $5\mu m/s$)。

d 级:不动。

(三)精子计数

【检验项目名称】 精子计数

【参考区间】 正常男性精子数大于等于 $20\times10^6/mL$。

【附注】

1.收集精液前避免性生活 3～7d。收集精液标本后应在 1h 内检查,冬季应注意保温。

2.出现一次异常结果,应隔 1 周后复查,反复查 2～3 次方能得出比较正确的结果。

3.如低倍镜、高倍镜检查均无精子,应将精液离心沉淀后再涂片检查,如两次均无精子则报告"无精子"。

(四)精子形态观察

【检验项目名称】　精子形态观察

【采用的方法】　巴氏染色法

【参考区间】　正常人精液中正常形态者大于等于30%(异常精子应少于20%,如超过20%为不正常)。

【结果判断】

评估精子正常形态时应采用严格标准,只有头、颈、中段和尾部都正常的精子才正常。精子头的形状必须是椭圆形,巴氏染色精子头部长 $4.0\sim5.0\mu m$,宽 $2.5\sim3.5\mu m$,长宽之比应在 $1.50\sim1.75$,顶体的界限清晰,占头部的40%～70%。中段细,宽度小于 $1\mu m$,约为头部长度的1.5倍,且在轴线上紧贴头部,细胞质小滴应小于正常头部大小的一半。尾部应是直的、均一的,比中段细,非卷曲,其长约为 $45\mu m$。

所有形态学处于临界状态的精子均列为异常。异常的精子可有:①头部缺陷:大头、小头、锥形头、梨形头、圆头、无定形头、有空泡头、顶体过小头、双头等;②颈段和中段缺陷:颈部弯曲、中段非对称地接在头部、粗的或不规则中段、异常细的中段等;③尾部缺陷:短尾、多尾、发卡形尾、尾部断裂、尾部弯曲、尾部宽度不规则、尾部卷曲等。

(五)精子凝集

【检验项目名称】　精子凝集

精子凝集是活动精子以各种方式,如头对头、尾对尾或头对尾等彼此粘在一起。以分级方式报告,从"－"(没有凝集)到"＋＋＋"(所有可动的精子凝集到一起)。凝集的存在,提示可能为免疫因素引起不育。

(六)非精子细胞

【检验项目名称】　非精子细胞

精液含有的非精子细胞成分,称为"圆细胞",这些细胞包括泌尿生殖道上皮细胞、前列腺细胞、生精细胞和白细胞。正常人精液中圆细胞小于 $5 \times 10^6/mL$。

正常精液中白细胞主要是中性粒细胞，数量不应超过 $1 \times 10^6/mL$。过多提示感染，为白细胞精子症。

（七）其他成分

精液中可以有结晶体、卵磷脂小体、淀粉样体、脂滴、脱落上皮细胞等。

【参考区间】　如表1-6所示。

表1-6　WHO精液检查参考区间

检查项目	1987年	1992年	1999年
射精量（mL）	≥2	≥2	≥2
pH	7.2～8.0	7.2～8.0	≥7.2
精子计数（$10^6/mL$）	≥20	≥20	≥20
总精子数/射精（$10^6/次$）	≥40	≥40	≥40
精子形态（%正常）	≥50	≥30	≥15
精子存活率（%）	≥75	≥75	≥50
精子活力（a、b、c、d级）a级（%）	≥25	≥25	≥25
a级＋b级（%）	≥40	≥40	≥40

五、前列腺液检查

【标本收集】　临床医生做前列腺按摩术后，采集标本于清洁玻片上，立即送检。

【检查内容】　记录液体颜色、是否混有血液、有无脓块等。湿片镜检，高倍镜下观察白细胞、红细胞、卵磷脂小体，其次为上皮细胞、精子、淀粉样体等。革兰染色后检查细菌。

【检验项目名称】　卵磷脂小体

【采用的方法】 显微镜检查

【参考区间】 正常人卵磷脂小体为多量或满视野;白细胞少于10个/HP;红细胞少于5个/HP。

【临床意义】 前列腺炎时,白细胞增多,可找到细菌,卵磷脂小体常减少。前列腺癌时,可有血性液体,镜检见多量红细胞,细胞学检查可见癌细胞。前列腺患滴虫感染者亦可找到滴虫。

六、阴道分泌物检查

(一)清洁度检查

取阴道分泌物,用生理盐水涂片,高倍镜检查,根据所含白细胞(或脓细胞)、上皮细胞、杆菌、球菌的多少,分成Ⅰ～Ⅳ度。

【临床意义】 清洁度在Ⅰ～Ⅱ度内视为正常,Ⅲ、Ⅳ度为异常,多数为阴道炎,可见阴道霉菌、阴道滴虫等病原体。单纯清洁度增高而不见滴虫、霉菌者,可见于细菌性阴道炎。

(二)滴虫检查

阴道滴虫呈梨形,比白细胞大2倍,顶端有鞭毛4根,在温度25～42℃下可活动。因此,在寒冷天,标本要采取保温措施。滴虫活动的最适 pH 为 5.5～6.0。

(三)霉菌检查

在湿片高倍镜下见卵圆形孢子,革兰染色后油镜下可见革兰阳性孢子或假菌丝与出芽细胞相连接,成链状及分支状。找到阴道霉菌是霉菌性阴道炎的诊断项目。

(四)线索细胞及胺试验

线索细胞及胺试验是加德纳菌、动弯杆菌属等阴道病的实验室诊断依据。

1.线索细胞 为阴道鳞状上皮细胞黏附大量加德纳菌及其他短小

杆菌后形成。生理盐水涂片高倍镜下可见该细胞边缘呈锯齿状,细胞已有溶解,核模糊不清,其上覆盖有大量加德纳菌及厌氧菌,使其表面毛糙,出现斑点和大量细小颗粒。涂片革兰染色后,显示黏附于脱落上皮细胞内的细菌为革兰阴性或染色不定的球杆菌。其中,柯氏动弯杆菌是一短小的(平均约 1.5mm)革兰染色不定菌;羞怯动弯杆菌是一长的(平均约 3.0μm)革兰染色阴性菌;阴道加德纳菌是一种微需氧的、多形性的革兰染色不定杆菌。线索细胞是诊断细菌性阴道病的重要指标。

2.pH 值　pH 试纸法检查。细菌性阴道病 pH 大于 4.5。

3.胺试验　阴道分泌物加 2.5mol/L KOH 溶液时出现鱼腥样气味。细菌性阴道病呈阳性。

七、胃液检查

【标本收集】

1.试验前一天停用影响胃酸分泌的药物,如抗胆碱酯类及碱性药物等。

2.试验前晚 8 时后禁食、禁饮、禁烟。有胃排空迟缓者,则在试验前 1～2d 进流质饮食。

3.由受试者空腹坐姿,插管抽取胃液。弃去残余胃液,连续抽取 1h 胃液作为空腹胃液标本计量,以此测基础胃酸分泌量。

4.皮下或肌内注射五肽胃泌素 6μg/kg,然后每 15min 留 1 份标本,共留取 4 次分别计量送检。

八、十二指肠引流液及胆汁检查

【标本收集】

按照胆汁来源不同,可分为甲、乙、丙、丁 4 管,在容器上必须注明。

采取标本后,应迅速送检,收到标本后,应尽快检查完毕,以免有形成分破坏。

九、痰液检查

【标本收集】　痰液标本收集法因检验目的不同而异,但所用的容器须加盖,痰液勿污染容器外(用不吸水容器盛留)。

1.痰液的一般检查应收集新鲜痰,患者起床后刷牙,漱口(用 3% H_2O_2 及清水漱 3 次),用力咳出气管深处真正的呼吸道分泌物,而勿混入唾液及鼻咽分泌物。

2.细胞学检查用上午 9~10 时深咳的痰液及时送检(早晨第一口痰在呼吸道停留久,细胞变形而结构不清),应尽量送含血的病理性标本。

3.浓缩法找抗酸杆菌应留 24h 痰(量不少于 5mL),细菌检验应避免口腔、鼻咽分泌物污染。

4.幼儿痰液收集困难时,可用消毒棉拭子刺激喉部引起咳嗽反射,用棉拭子采取标本。

5.观察每日痰排出量和分层时,须将痰放入广口瓶内。

6.检验完毕后的标本及容器应煮沸 30~40min 消毒,痰纸盒可烧毁,不可煮沸的容器可用 5%苯酚或 2%来苏儿溶液消毒后才能用水冲洗。

第二章 血液流变学检验

第一节 概述

一、简介

血液流变学是一门新兴的生物力学及生物流变学分支,是研究血液宏观流动性质,人和动物体内血液流动和细胞变形,以及血液与血管、心脏之间相互作用,血细胞流动性质及生物化学成分的学科。它于近20年才发展成为一门独立的新兴的边缘学科,是生物、数学、化学及物理等学科交叉发展的边缘科学。目前研究全血在各切变率下的表现黏度称为宏观流变学,而研究血液有形成分的流变学特性,如红细胞的变形、聚集、表面电荷等,称为血细胞流变学。近年来,发展到从分子水平研究血液成分的流变特性,如红细胞膜中骨架蛋白、膜磷脂对红细胞流变性的影响,血浆分子成分对血浆黏度的影响等,这些属于分子血液流变学。血液流变学测定的方法是一种物理学方法,其中一些参数可能会与用其他方法测定的参数有出入,检查流变学时以流变学的测定结果为准。

二、血液流变学检查适用疾病

(一)血管性疾病

1.高血压。

2.脑卒中(一过性脑缺血发作,脑血栓,脑出血)。

3.冠心病(心绞痛,急性心肌梗死)。

4.周围血管病(下肢深静脉血栓,脉管炎,眼视网膜血管病等)。

(二)代谢性疾病

1.糖尿病。

2.高脂蛋白血症。

3.高纤维蛋白血症。

4.高球蛋白血症。

(三)血液病

1.原发性和继发性红细胞增多症。

2.原发性和继发性血小板增多症。

3.白血病。

4.多发性骨髓瘤。

(四)其他

1.休克,脏器衰竭,器官移植,慢性肝炎,肺心病,抑郁性精神病。

2.中医范围中的血瘀证等。

第二节　血液流变学检验项目及临床意义

一、全血黏度

血液黏度是衡量血液内摩擦或流动阻力的血液流变的重要参数,在血栓前状态和血栓性疾病的诊断、治疗和预防中起着重要作用,提供重要依据。血液黏度增高,血液的流变性质发生异常,可直接影响到组织的血流灌注情况,发生组织缺水和缺氧、代谢失调、机体功能障碍,从而出现一系列严重后果。全血粘度的报告方式一般包括高、中、低切变率下的黏度。

【参考值】

毛细管黏度计法：

切变速率为 115(S-1)时,黏度为 5.61 ± 0.85mPa·s;

切变速率为 46(S-1)时,黏度为 7.3 ± 1.1mPa·s;

切变速率为 11.5(S-1)时,黏度为 10.4 ± 1.0mPa·s。

【临床意义】　全血黏度升高会导致下列疾病发生：①循环系统疾病：动脉硬化、冠心病、心绞痛、心肌梗死、周围动脉硬化、高脂血症、心力衰竭、肺源性心脏病、深静脉栓塞;②糖尿病;③脑血管病：如中风、脑血栓、脑血管硬化症等;④肿瘤：较为常见的为肝脏、肺和乳腺肿瘤等;⑤真性红细胞增多症、多发性骨髓瘤、原发性巨球蛋白血症等;⑥病毒性肝炎、肺心病、烧伤。

全血黏度减低见于各种贫血、大失血等。

二、全血还原比黏度（高切）

血液流变学中,还原黏度是一个标准化指标,指全血黏度与血细胞容积浓度之比,是当细胞容积浓度为 1 时的全血黏度值。这样使血液黏度都校正到相同血细胞容积浓度的基础上,以利于比较。

【参考值】　高切　男:10～13;女:9～13。

【临床意义】　当血细胞比积浓度为 1 时的全血黏度值,以全血黏度与血细胞比积浓度之比表示,即(全血黏度-1)/血细胞比积。其中,(全血黏度-1)为增比黏度,还原黏度则实际反映单位血细胞比积产生增比黏度的量,使血液黏度校正到同一血细胞比积浓度的基础上,以之比较。

三、全血还原比黏度（中切）

【参考值】　中切　男:14～20;女:12～21。

【临床意义】　同上

四、全血还原比黏度（低切）

【参考值】　低切　男：7.5～10.0；女：5.8～8.1。

【临床意义】　增高常见于高血压、脑血管意外、冠心病和心肌梗死等。降低常见于贫血性疾病。

五、纤维蛋白原（Fb）

【英文缩写】　Fb。

【参考值】　2.4～3.7(g/L)。

【临床意义】　增高见于感染、炎症、风湿、经期、手术后、DIC 代偿期等。减低见于播散性血管内凝血，胎盘早期剥离，分娩时羊水渗入血管形成栓塞等。

六、红细胞变形能力

红细胞的变形性是血液完成其生理功能的必要条件，红细胞正常的变形能力对保障血液的流动性、红细胞寿命和保证微循环有效灌注起着重要作用，是红细胞在外力作用下改变形状的能力。

【参考值】　男：3.9～5.0；女：3.0～4.2。

【临床意义】　红细胞变形能力降低多见于溶血性贫血、血管性疾病、糖尿病、肝脏病。

七、血沉方程 K 值

血沉快慢与血液成分改变，其中直接与红细胞多少（HCT 高低）密切相关，血沉在很大程度上依赖于 HCT，HCT 成为影响血沉的主要因素：若 HCT 高，则 ESR 减慢；反之，ESR 增快，HCT 低。ESR 和 HCT 之间呈一定的数学关系。通过血沉方程 K 值的计算，把 ESR 转换成一个不依赖于 HCT 的指标，以除外 HCT 干扰的影响，这样血沉方程 K 值比 ESR 更能客观地反映红细胞聚集性的变化。

【参考值】　男：27～95；女：49～119。

【临床意义】　贫血或血液被稀释，血沉增快，是红细胞下降逆阻力减低，并不是红细胞聚集增强而增快。通过红细胞比积的血沉方程 K 值，可排除贫血或血液稀释对血沉的影响。K 值高反映红细胞聚集性增强；若血沉快，K 值大，血沉一定是增快；血沉快，K 值正常，是由于红细胞比积低而引起血沉增快。

八、全血比黏度（高切）

【参考值】　高切　男：5.6～6.7；女：4.7～6.01。

【临床意义】　增高常见于高血压、脑血管意外、冠心病和心肌梗死等。降低常见于贫血疾病。

九、红细胞沉降率（ESR、血沉）

【英文缩写】　ESR、血沉。

【参考值】　男：0～21mm/h；女：0～38mm/h。

【临床意义】　病理性增高多见于活动性结核病、风湿热、严重贫血、白血病、肿瘤、甲亢、肾炎，全身和局部性感染等。

十、红细胞刚性指数

正常红细胞在血液中随所受切变力的增加，变形和定向程度增加，全血表现黏度下降，硬化的红细胞则无此效应。红细胞硬化程度增加或变形能力减小，全血高切、相对黏度增加。使用全血高切黏度测量红细胞变形性，较常用的指标有红细胞刚性指数。

【参考值】　男：7.16；女：7.14。

【临床意义】　红细胞刚性指数越大，表明红细胞变性能力减弱，是高切变率下血液黏度高的原因之一。

十一、血浆比黏度

全血黏度与水的黏度的比值。

【参考值】　1.64～1.78。

【临床意义】　增高常见于高血压、冠心病、心肌梗死、脑血栓等。

十二、红细胞压积

【参考值】　男：0.42～0.47；女：0.39～0.40。

【临床意义】　红细胞压积是指红细胞在血液中所占的容积比值，是影响血液黏度的重要因素。血液黏度随红细胞压积的增加而迅速增高，反之则降低。

1.增高　各种原因所致血液浓缩如大量呕吐、腹泻、大面积烧伤后有大量创面渗出液等，测定红细胞压积以了解血液浓缩程度，可作为补液量的依据。真性红细胞增多症有时可高达80％左右。继发性红细胞增多症系体内氧供应不足引起的代偿反应，如新生儿、高山居住者及慢性心肺疾患等。

2.减少　多见于各种贫血或血液稀释。由于贫血类型不同，红细胞计数与红细胞比积的降低不一定成比例，故可以根据红细胞比积和红细胞计数、血红蛋白的量计算红细胞的 3 种平均值，以有助于贫血的鉴别和分类。

十三、红细胞聚集指数

当机体处于疾病状态时，血浆中纤维蛋白原和球蛋白浓度增加，红细胞聚集性增强，血液流动性减弱，导致组织或器官缺血、缺氧。聚集指数是由低切黏度比高切黏度计算而来，是反映红细胞聚集性程度的客观指标，增高表示聚集性增强。

用于诊断血栓性疾病。

【参考值】　1.44～3.62。

【临床意义】 红细胞聚集性增高,多见于红细胞膜的性质结构异常性疾病,可导致低切变率下血液黏度增高。血液病、免疫球蛋白的异常、急性心肌梗死、恶性黑色素瘤等都可引起聚集性增高。高血压、冠心病、肺心病、糖尿病、恶性肿瘤等红细胞聚集性也会升高。

十四、血浆黏度

血浆黏度是影响全血黏度的重要因素之一,血浆黏度升高,全血黏度必然增高,主要取决于血浆蛋白,尤其是纤维蛋白原,脂蛋白和球蛋白的浓度。

【参考值】 男:1.60～1.80;女:1.65～1.95。

【临床意义】 增高见于遗传性球形红细胞增多症、地中海性贫血、心肌梗死、脑血栓形成、高脂血症、高血压、糖尿病等。

十五、红细胞变形指数

红细胞的变形性是血液完成其生理功能的必要条件,红细胞正常的变形能力对保障血液的流动性、红细胞寿命、保证微循环有效灌注起着重要作用,是红细胞在外力作用下改变新的形状的能力。

【英文缩写】 RCD。

【参考值】 0.47～0.55。

【临床意义】 临床上红细胞变形性减低主要见于一些溶血性贫血、糖尿病、高脂血症、肝硬化、肾病以及血管栓塞性疾病,如脑血管病、心肌梗死、手术和创伤等。

第三节　血液流变学检验注意事项

1.一般在早晨空腹时采血。

2.女性患者避开月经期。

3.肘前静脉采血,坐位采血。

4.采血针头内径宜大,不宜反复穿刺。

5.使用肝素抗凝管,与标本充分混匀,避免剧烈晃动。

6.放置时间:抗凝血样一般在室温(15～25℃)下存放,要求在采血后20min至4h内做完。

7.上机前全血标本因放置会造成红细胞沉降,所以上机前必须进行有效混匀。自动化仪器上机前也必须先用手工混匀。

8.离心是获得血浆标本的重要环节。离心标准是离心力2300g,离心30min。离心力$RCF = 11.18 \times 10^{-6} \times N2 \times R$。其中,$11.18 \times 10^{-6}$为常数,N为离心转数,R为离心半径。

9.使用当地正常参考值。厂家仪器中提供的正常参考值,未必是当地医院的正常参考值。地区气候环境、饮食习惯、生活方式会形成人群间的差异,检测当地的正常参考值作为检测值的比较标准是必要的,这也是血液流变学指标规范化的要求。

10.仪器标定。实验前必须对仪器进行标定。

第三章 临床生物化学检验

第一节 肝功能

肝功能包括以下项目：①丙氨酸氨基转移酶（ALT）；②天门冬氨酸氨基转移酶（AST）、谷丙转氨酶与谷草转氨酶比值（GPT/GOT）；③γ-谷氨酰转肽酶（GGT）；④碱性磷酸酶（ALP）；⑤总蛋白（TP）、白蛋白（ALB）、球蛋白（GLO）、白蛋白比球蛋白（A/G）；⑥总胆红素（TBIL）、直接胆红素（DBIL）、间接胆红素（IBIL）；⑦总胆汁酸（TBA）；⑧胆碱脂酶（CHE）；⑨血清蛋白电泳（SPE）。

一、丙氨酸氨基转移酶

肝脏中此酶含量最高，所以当肝脏受到损伤时，大量的酶释放入血，血中该酶的含量升高。因此，血清谷丙转氨酶反映肝细胞的损伤，用于诊断肝脏疾病。

【别名】 谷丙转氨酶。

【英文缩写】 GPT、ALT、SGPT。

【参考值】 <40U/L。

【影响因素】

1.溶血可导致 ALT 活力升高，严重黄疸及混浊血清应稀释后再进行测定。

2.多种药物如氯丙嗪、异烟肼、利福平、苯巴比妥、可待因、抗肿瘤药物、某些抗生素、吗啡等可使 ALT 活性升高。

3.中药五味子可使 ALT 降低。

正常新生儿 ALT 活性较成年人高出 2 倍左右，出生后 3 个月降至成人水平。

【临床意义】

1.ALT 主要存在于肝、肾、心肌、骨骼肌、胰腺、脾、肺、红细胞等组织细胞中，同时也存在于正常体液如血浆、胆汁、脑脊液及唾液中，但不存在于尿液中，除非有肾脏损害发生。

2.当富含 ALT 的组织细胞受损时，ALT 可从细胞中释放增加，从而导致血液中 ALT 活力上升。ALT 活力升高常见于：①肝胆疾病：ALT 测定对肝炎的诊断、疗效观察和预后估计均具有重要价值，如急性肝炎时 ALT 活性显著升高，而慢性肝炎、肝硬化、肝癌时仅轻度升高。ALT 活性对无黄疸、无症状肝炎的早期诊断阳性率较高，且出现时间较早，其活性高低随肝病进展和恢复而升降，据此可判断病情和预后。若出现黄疸加重、ALT 降低的所谓"酶胆分离"现象，常是肝坏死（重型肝炎）的先兆。此外，在肝脓肿、脂肪肝、胆管炎及胆囊炎时亦可升高。②心血管疾病：如心肌炎、急性心肌梗死、心力衰竭时的肝脏瘀血等。③其他疾病：如骨骼肌疾病、传染性单核细胞增多症、胰腺炎、外伤、严重烧伤、休克时也可引起 ALT 活性升高。

【采血要求及注意事项】 空腹 12h 取静脉血。

二、天门冬氨酸氨基转移酶

该酶在心肌细胞中含量较高，所以当心肌细胞受到损伤时，大量的酶释放入血，使血清含量增加，因此血清天门冬氨酸氨基转移酶一般用于心脏疾病的诊断。

【别名】 谷草转氨酶

【英文缩写】 GOT，AST，SGOT。

【参考值】　＜40U/L。

【影响因素】

1.溶血可导致 AST 活性升高,应注意避免。

2.很多药物如利福平、四环素、庆大霉素、红霉素、卡那霉素、氯霉素、环孢菌素、非那西丁、苯巴比妥、口服避孕药、地西泮、磺胺类、呋喃类等,尤其是长期使用时,由于对肝细胞有损害,可引起 AST 增高。

3.妊娠时,血清 AST 活性可升高。

4.正常新生儿 AST 活性较成年人高出 2 倍左右,出生后 3 个月降至成人水平。

【临床意义】

1.AST 也是体内最重要的氨基转移酶之一,它主要存在于心肌、肝、骨骼肌、肾、胰腺、脾、肺、红细胞等组织细胞中,同时也存在于正常人血浆、胆汁、脑脊液及唾液中,但在无肾脏损害的尿液中不能检出。

2.心肌中 AST 含量最为丰富,因此其对心肌梗死的诊断具有一定意义,当发生 AMI 时血清 AST 活力一般上升至参考值上限 4～5 倍,若达参考值上限 10～15 倍则往往有致死性梗死发生。但由于 AST 在急性心肌梗死时升高迟于 CK,恢复早于 LDH,故其对急性心肌梗死的诊断价值越来越低。

3.肝细胞也含有较多的 AST,因此各种肝病时,AST 随着 ALT 活性升高而上升,AST/ALT 比值测定对肝病的诊断有一定意义。急性病毒性肝炎时,比值＜1;慢性肝炎、肝硬化时,比值常＞1;原发性肝癌时比值常＞3。因此,同时测定 ALT、AST 活性并观察其在病程中变化,对肝病的鉴别诊断和病情监测有重要意义。

4.AST 水平升高还见于进行性肌营养不良、皮肌炎;肺栓塞、急性胰腺炎、肌肉挫伤、坏疽及溶血性疾病等。

【采血要求及注意事项】　空腹 12h 取静脉血。

三、血清碱性磷酸酶

正常人血清中的碱性磷酸酶主要来自肝和骨骼,碱性磷酸酶测定主要用于诊断肝胆和骨骼系统疾病,是反映肝外胆道梗阻、肝内占位性病变和佝偻病的重要指标。

【英文缩写】 ALP AKP。

【参考值】 成人:27～107U/L。

【影响因素】

1.不同年龄及性别者,其血清 ALP 活性差异较大。

2.进食高脂餐后或高糖饮食,血清 ALP 活力升高,高蛋白饮食则血清 ALP 活力下降。

3.剧烈运动后,血清 ALP 略有上升。

4.妊娠时,胎盘产生 ALP,可致血清活力明显升高,妊娠 9 个月时血清 ALP 可达正常水平的 2～3 倍。

5.血清和肝素抗凝血浆均可使用,其余抗凝剂可抑制 ALP 活性,应避免使用。

【临床意义】

1.生理性增高 儿童在生理性的骨骼发育期,碱性磷酸酶活力可比正常人高 1～2 倍。

2.病理性升高

(1)骨骼疾病如佝偻病、软骨病、骨恶性肿瘤、恶性肿瘤骨转移等。

(2)肝胆疾病如肝外胆道阻塞、肝癌、肝硬化、毛细胆管性肝炎等。

(3)其他疾病,如甲状旁腺功能亢进。

3.病理性降低 见于重症慢性肾炎、儿童甲状腺功能不全、贫血等。

【采血要求及注意事项】 空腹 12h 取静脉血。

四、γ-谷氨酰转肽酶

临床上此酶测定主要用于诊断肝胆疾病,是胆道梗阻和肝炎活动的指标。

【别名】　γ-谷氨酰转移酶、转肽酶。

【英文缩写】　γ-GT GGT

【参考值】　≤40U/L。

【影响因素】

1.嗜酒或长期接受某些药物如苯巴比妥、苯妥英钠、安替比林者，血清 γ-GT 活性常升高。

2.口服避孕药会使 γ-GT 测定结果增高。

【临床意义】

1.γ-谷氨酰转肽酶分布于肾、肝、胰等实质性脏器，肝脏中 γ-GT 主要局限于毛细胆管和肝细胞的微粒体中，可用于对占位性肝病、肝实质损伤(慢性肝炎和肝硬化)的诊断及观察酒精肝损害的过程。

2.轻度和中度增高主要见于病毒性肝炎、肝硬化、胰腺炎等。

3.明显增高者见于原发或继发性肝癌、肝阻塞性黄疸、胆汁性肝硬化、胆管炎、胰头癌、肝外胆道癌等。特别在判断恶性肿瘤患者有无肝转移和肝癌术后有无复发时，阳性率可高达 90%。

4.γ-GT 作为肝癌标志物的特异性不高，急性肝炎、慢性肝炎活动期及阻塞性黄疸、胆道感染、胆石症、急性胰腺炎时都可以升高。

【采血要求及注意事项】　空腹 12h 取静脉血。

五、总胆红素

临床上主要用于诊断肝脏疾病和胆道梗阻，当血清总胆红素有明显增高时，人的皮肤、巩膜、尿液和血清呈现黄色，故称黄疸。

【英文缩写】　TBIL。

【参考值】　5.1~25.7μmol/L(0.3~1.5mg/dL)。

【影响因素】

1.标本防止溶血,避免阳光直接照射标本,及时送检。

2.脂血及脂溶色素对测定有干扰。

3.影响胆红素测定的药物主要有乙苯肼、右旋糖酐、新霉素、利福平、氨茶碱、维生素 C、甲基多巴、吗啡、苯巴比妥、卡那霉素、地西泮、非那西丁、丙米嗪、奎宁等。

【临床意义】

1.生理性升高　多见于新生儿黄疸。

2.病理性升高

(1)胆道梗阻:可有明显升高。

(2)甲型病毒性肝炎:可有明显升高。

(3)其他类型的病毒性肝炎:轻度或中度升高。

(4)胆汁淤积性肝炎:可有明显升高。

(5)急性酒精性肝炎:胆红素愈高表明肝损伤愈严重。

(6)遗传性胆红素代谢异常,如 Gilbert 综合征可轻度升高。

3.病理性降低　见于癌症或慢性肾炎引起的贫血和再生障碍性贫血。

【采血要求及注意事项】　空腹 12h 取静脉血。

六、直接胆红素

直接胆红素是胆红素的一部分,测定血清直接胆红素可以诊断肝胆疾病。

【别名】　结合胆红素。

【英文缩写】　DBIL。

【参考值】　0～0.4mg/dL。

【影响因素】　参见总胆红素测定。

【临床意义】

1.生理性升高　见于服用雌激素、口服避孕药和妊娠、月经等。

2.生理性减低　用肾上腺皮质激素。

3.病理性升高

(1)肝胆疾病:如病毒性肝炎(甲型、乙型)、代偿性肝硬化、胆管或胆总管阻塞(结石、肿瘤等)、肝内胆道阻塞(肿瘤、胆管炎、门脉性或胆汁性肝硬化及寄生虫等)、肝梅毒、中毒性肝炎(氯仿、砷剂、辛可芬、磷、四氯化碳等中毒)、急性黄疸性肝萎缩。

(2)其他疾病:黄热病、Weil 钩端螺旋体病、X 线深部照射、乳糜泻、肾功能不全等。

【采血要求及注意事项】 空腹 12h 取静脉血。

七、间接胆红素

【别名】 未结合胆红素。

【英文缩写】 IBIL。

【参考值】 0.00～15.00umol/L。

【影响因素】 参见总胆红素测定。

【临床意义】

1.增高 见于各种原因引起的黄疸。阻塞性黄疸,如原发胆汁性肝硬化、胆道梗阻可见结合胆红素增加;肝细胞性黄疸如肝炎、肝硬化,结合与未结合胆红素增加。此外,某些先天性缺陷,如 Gilbert 综合征、Cripler-Najjar 综合征未结合胆红素增加,Dubin-Johnson 综合征和 Roto 综合征结合胆红素增加。肝外疾病如溶血性黄疸,新生儿黄疸或输血错误,未结合胆红素增加。

2.减低 可见于严重贫血,如再生障碍性贫血或其他继发性贫血(如严重肿瘤或尿毒症)。

3.黄疸程度判定 隐性黄疸 $17.1～34.2\mu mol/L$,轻度黄疸 $34.2～171\mu mol/L$,中度黄疸 $171～342\mu mol/L$,重度黄疸 $>342\mu mol/L$。

【采血要求及注意事项】 间接胆红素=总胆红素-直接胆红素。

八、血清总蛋白

主要反映肝脏合成功能和肾病造成的蛋白丢失情况。

【英文缩写】 TP。

【参考值】 $60\sim80g/L(6.0\sim8.0mg/dL)$。

【影响因素】

1.酚酞、磺溴肽钠在碱性溶液中呈色,影响双缩脲的测定结果。

2.静脉注射氨基酸和使用促蛋白合成剂时,TP测定结果偏高。

3.右旋糖酐可使测定管混浊,影响测定结果,虽然以上干扰可通过标本空白管来消除,但空白管吸光度过高,将影响测定的准确度。

4.高胆红素血症及溶血标本,应做"标本空白管"。

5.使用止血带时间过长,导致静脉瘀血及直立数小时后测定 TP 可增高。

6.含脂类较多的血清,呈色后浑浊不清,可用乙醚3mL抽提后再进行比色。

7.样品中 TP 浓度超过 $100g/L$,可用生理盐水稀释样品,再重新测定,结果乘以稀释倍数。

【临床意义】

1.生理性升高 见于剧烈运动后。

2.生理性降低 见于妊娠。

3.病理性升高

(1)血清中水分减少,使总蛋白浓度相对增高,常见于急性失水引起血液浓缩(如呕吐、腹泻等);休克时,毛细血管通透性发生变化,血浆浓缩;慢性肾上腺皮质功能减退的患者,由于钠的丢失继发水分丢失,血浆也发生浓缩。

(2)血清蛋白质合成增加(主要是球蛋白的增加)。总蛋白可超过 $100g/L$,多见于多发性骨髓瘤患者。

4.病理性降低

(1)血浆中水分增加,血浆被稀释。因各种原因引起的水钠潴留或输注过多的低渗溶液。

(2)营养不良或长期消耗性疾病。如严重结核病和恶性肿瘤等。

(3)合成障碍:主要是肝脏功能严重损害时,蛋白质的合成减少,以白蛋白的下降最为显著。

(4)蛋白质丢失:大出血时大量血液丢失;肾病时尿液中长期丢失蛋白质;严重烧伤时,大量血浆渗出等。

【采血要求及注意事项】 空腹12h取静脉血。

九、白蛋白

白蛋白由肝脏合成,因此血清白蛋白浓度可以反映肝脏的功能,同时血清白蛋白水平的改变能导致一系列的病理性继发症。因此,测定血清白蛋白常用于患者状态的非特异监视。

【英文缩写】 ALB。

【参考值】 溴甲酚绿(BCG)法 35～55g/L(3.5～5.5mg/dL)。

【影响因素】

1.对于脂血、溶血及严重黄疸标本应作标本空白,以消除干扰。

2.BCG不但与清蛋白呈色,还可与血清中多种蛋白成分发生呈色反应,其中以 α_1 球蛋白、转铁蛋白、触珠蛋白等最为显著,但其反应速度较清蛋白慢,因此测定时,在30s读取吸光度计算结果,可明显减少非特异性结合反应。

3.青霉素、水杨酸类药物可与BCG竞争清蛋白的结合,对测定结果影响。

【临床意义】

1.血清A1b增高常见于严重失水,如严重呕吐、腹泻、高热等,为血浆浓缩所致。迄今为止,临床尚未发现清蛋白绝对量增高的疾病。

2.病理性降低

(1)蛋白质丢失,常见于大量出血或严重烧伤和肾脏疾病。

(2)合成障碍,见于肝脏功能异常。

(3)营养不良或吸收不良。

【采血要求及注意事项】 空腹12h取静脉血。

十、白蛋白/球蛋白比值

正常人血清白蛋白浓度大于球蛋白,二者倒置时提示可能为肝肾疾病、某些自身免疫性疾病和 M 蛋白血症。

【别名】　白球比。

【英文缩写】　A/G。

【参考值】　1.5～2.5。

【影响因素】　影响血清总蛋白和清蛋白测定的各种因素均可影响A/G 比值。

【临床意义】　病理性降低见于:

1.肝脏疾病　肝硬化和急性肝坏死时明显降低;传染性肝炎、慢性肝炎和肝损伤时轻度或中度降低。

2.肾脏疾病　肾病综合征明显降低,急性和慢性肾炎轻度或中度降低。

3.自身免疫性疾病　如类风湿关节炎、系统性红斑狼疮、硬皮病、干燥综合征等可能降低。

4.M 蛋白血症　多发性骨髓瘤有明显降低。

【采血要求及注意事项】　空腹 12h 取静脉血。

十一、血清蛋白电泳

即用电泳方法测定血清中各类蛋白占总蛋白的百分比。对于肝、肾疾病和多发性骨髓瘤的诊断有意义。

【别名】　蛋白电泳。

【英文缩写】　SPE。

【参考值】　白蛋白:54%～65%;α_1 球蛋白:1.4%～3.3%;α_2 球蛋白:7.3%～12.0%;β 球蛋白:8.2%～13.8%;γ 球蛋白:10.5%～23.5%。

【影响因素】

1.标本避免溶血。

2.点样不均匀、点样过多、电泳所用薄膜未完全湿透、薄膜放置不正确均可导致电泳图谱不佳,影响测定结果分析。

【临床意义】

1.骨髓瘤　呈现特异的电泳图形,大多在 γ 球蛋白区(个别在 β 蛋白区)出现一个尖峰,称为 M 蛋白。

2.肾脏疾病

(1)肾病综合征:有特异的电泳图形,α 球蛋白明显增加,β 球蛋白轻度增高,白蛋白降低,γ 球蛋白可能下降。

(2)肾炎:急性肾炎时 α_2 球蛋白可增高,有时合并 γ 球蛋白轻度增高;慢性肾炎时常可见到 γ 球蛋白中度增高。

3.肝脏疾病

(1)肝硬化:有典型的蛋白电泳图形,γ 球蛋白明显增加,γ 和 β 球蛋白连成一片不易分开,同时白蛋白降低。

(2)急性肝坏死:白蛋白明显下降,球蛋白显著升高。

(3)传染性肝炎:血清白蛋白轻度下降,α_2 球蛋白增高并伴有 γ 球蛋白增高。

4.炎症、感染　在急性感染的发病初期,可见 α_1 或 α_2 球蛋白增加;在慢性炎症或感染后期,可见 γ 球蛋白增加。

5.低 γ 球蛋白血症或无 γ 球蛋白血症　血清 γ 球蛋白极度下降或缺乏。

【采血要求及注意事项】　空腹 12h 取静脉血。

十二、血清总胆汁酸

胆汁酸是人胆汁中的主要成分,是胆固醇经肝组织代谢的最终产物。测定血清总胆汁酸主要用于肝脏疾病的诊断,是最敏感的肝功能指标之一。

【别名】　总胆酸。

【英文缩写】　TBA、TCA。

【参考值】　$0.3\sim8.3\mu mol/L(0.012\sim0.339mg/dL)$。

【影响因素】

1.血清中胆汁酸测定时,标本的采集和保存一般应用空腹血清,根据试验需要,也可用餐后 2h 血清。

2.无菌血清在室温中可稳定 1 周。

3.血红蛋白对实验有一定程度干扰,标本应避免溶血。

【临床意义】

1.胆汁酸是胆汁中存在的一类二十四碳胆烷酸的羟基衍生物,属内源性有机阴离子。人类胆汁中存在的胆汁酸主要有胆酸(CA)、鹅脱氧胆酸(CDCA)、脱氧胆酸(DCA)和少量石胆酸(LCA)等。胆汁酸的合成、分泌、重吸收及加工转化等均与肝、胆、肠等密切相关。因此,肝、胆或肠疾病必然影响胆汁酸代谢,而胆汁酸代谢的异常又必然影响到上述脏器的功能以及胆固醇代谢的平衡。因此,血清胆汁酸测定可作为一项灵敏的肝清除功能试验。在各种肝内、外胆管梗阻致胆汁淤积时,由于胆汁反流和门脉分流,患者可表现为血清总胆汁酸浓度升高,其值高于餐后的血清水平,CA/CDCA 比值增高。在肝实质细胞病变(如肝炎、肝硬化)时,因肝细胞功能障碍及肝细胞数量减少,致使 CA 的合成显著减少,CA/CDCA 比值下降,甚至倒置。

2.总胆汁酸(TBA)是一种敏感的肝功能试验,肝细胞仅有轻微坏死时即可升高,其变化早于 ALT 和胆红素,甚至可早于肝组织学活检所见。TBA 升高主要见于急慢性肝炎、肝硬化、阻塞性黄疸、原发性肝癌、急性肝内胆汁淤积、原发性胆汁性肝硬化和肝外梗阻性黄疸等。

3.餐后 2hTBA 测定可较空腹时更敏感,用餐后胆囊收缩,大量胆汁排入肠中,再经肝肠循环回到肝脏。肝细胞轻度损害时,胆汁酸清除率即可下降,餐后 2h 血中胆汁酸仍维持高水平,从而可观察肝细胞微小变化,对早期肝病的诊断极有价值。

【采血要求及注意事项】　空腹 12h 取静脉血。

十三、血清胆碱酯酶

是肝合成蛋白质功能的指标,临床上主要用于估计肝脏疾病的严重程度和阿米巴肝病的诊断。

【英文缩写】　CHE。

【参考值】　30～80U/L。

【影响因素】

1.标本避免溶血。

2.使用血清或肝素化的血浆较好。

3.新生儿 CHE 活性约为健康成人的 50％,以后随年龄增长而升高。

【临床意义】

1.胆碱酯酶是一类催化酰基胆碱水解的酶类,又称酰基胆碱水解酶。人体内主要有两种,即乙酰胆碱酯酶(ACHE)又称真性胆碱酯酶或胆碱酯酶Ⅰ,丁酰胆碱酯酶(BuCHE)又称假性胆碱酯酶或称拟胆碱酯酶(PCHE)或胆碱酯酶 E。临床常规检查的胆碱酯酶(SCHE)即指后者,通常简称为 CHE。

2.有机磷和氨基甲酸酯类杀虫剂中毒时,血清 CHE 活性明显降低,并与临床症状一致。

3.由于 CHE 在肝脏合成后立即释放到血浆中,故是评价肝细胞合成功能的灵敏指标。在各种慢性肝病,如肝炎(包括病毒性肝炎、阿米巴肝炎)、肝脏肿和肝硬化患者中,约有 50％患者 CHE 活性降低。各种肝病时,病情越差,血清 CHE 活性越低,持续降低无回升迹象者多预后不良。肝、胆疾病时血清 ALT、GGT 均升高,往往难以鉴别,如增加血清 CHE 测定,可发现 CHE 降低者均为肝脏疾患,而正常者多为胆管疾患。

4.CHE 降低还可见于遗传性血清 CHE 异常症、饥饿、感染及贫血等。

5.CHE 增高主要见于甲状腺功能亢进、糖尿病、肾病综合征及脂肪肝、肥胖、神经系统疾病、高血压、支气管哮喘等。脂肪肝 CHE 升高有助于与慢性肝炎相鉴别。

【采血要求及注意事项】 空腹 12h 取静脉血。

十四、解读肝功能化验单

临床上检查肝功能的目的在于探测肝脏有无疾病、肝脏损害程度以及查明肝病原因、判断预后和鉴别发生黄疸的病因等。目前,能够在临床上开展的肝功能试验种类繁多,不下几十种,但是每一种试验只能探查肝脏的某一方面的某一种功能,到现在为止还没有一种试验能反映肝脏的全部功能。因此,为了获得比较客观的结论,应当选择多种试验组合,必要时要多次复查。同时在对肝功能试验的结果进行评价时,必须结合临床症状全面考虑,避免片面性及主观性。

由于每家医院的实验室条件、操作人员、检测方法不同,因此不同医院提供的肝功能检验正常值参考范围一般也不相同。在这里我们不再罗列每个项目的正常值参考范围,只就每个项目的中文名称、英文代码及有何主要临床意义作一介绍。

(一)反映肝细胞损伤的项目

以血清酶检测常用,包括丙氨酸氨基转移酶(俗称谷丙转氨酶 ALT)、门冬氨酸氨基转移酶(俗称谷草转氨酶 AST)、碱性磷酸酶(ALP)、γ-谷氨酰转肽酶(γ-GT 或 GGT)等。在各种酶试验中,ALT 和 AST 能敏感地反映肝细胞损伤与否及损伤程度。各种急性病毒性肝炎、药物或酒精引起急性肝细胞损伤时,血清 ALT 最敏感,在临床症状如黄疸出现之前 ALT 就急剧升高,同时 AST 也升高,但是 AST 升高程度不如 ALT;而在慢性肝炎和肝硬化时,AST 升高程度超过 ALT,因此 AST 主要反映的是肝脏损伤程度。

在重症肝炎时,由于大量肝细胞坏死,血中 ALT 逐渐下降,而此时胆红素却进行性升高,即出现"胆酶分离"现象,这常常是肝坏死的前兆。在急性肝炎恢复期,如果出现 ALT 正常而 γ-GT 持续升高,常常提示肝炎慢性化。患慢性肝炎时如果 γ-GT 持续超过正常参考值,提示慢性肝炎处于活动期。

(二)反映肝脏分泌和排泄功能的项目

包括总胆红素(TBIL)、直接胆红素(DBIL)、总胆汁酸(TBA)等的测定。当患有病毒性肝炎、药物或酒精引起的中毒性肝炎、溶血性黄疸、恶性贫血、阵发性血红蛋白尿症及新生儿黄疸、内出血等时,都可以出现总胆红素升高。直接胆红素是指经过肝脏处理后,总胆红素中与葡萄糖醛酸基结合的部分。直接胆红素升高说明肝细胞处理胆红素后的排出发生障碍,即发生胆道梗阻。如果同时测定 TBIL 和 DBIL,可以鉴别诊断溶血性、肝细胞性和梗阻性黄疸。溶血性黄疸:一般 TBIL $<85\mu mol/L$,直接胆红素/总胆红素$<20\%$;肝细胞性黄疸,一般 TBIL $<200\mu mol/L$,直接胆红素/总胆红素$>35\%$;阻塞性黄疸,一般 TBIL $>340\mu mol/L$,直接胆红素/总胆红素$>60\%$。

另外,γ-GT、ALP 也是反映胆汁淤积的很敏感的酶类,它们的升高主要提示可能出现了胆道阻塞方面的疾病。

(三)反映肝脏合成贮备功能的项目

包括前白蛋白(PA)、白蛋白(Alb)、胆碱酯酶(CHE)和凝血酶原时间(PT)等。它们是通过检测肝脏合成功能来反映其贮备能力的常规试验。前白蛋白、白蛋白下降提示肝脏合成蛋白质的能力减弱。当患各种肝病时,病情越重,血清胆碱酯酶活性越低。如果胆碱酯酶活性持续降低且无回升迹象,多提示预后不良。肝胆疾病时 ALT 和 GGT 均升高,如果同时 CHE 降低者为肝脏疾患,而正常者多为胆道疾病。另外,CHE 增高可见于甲状腺功能亢进、糖尿病、肾病综合征及脂肪肝。

凝血酶原时间(PT)延长提示肝脏合成各种凝血因子的能力降低。

(四)反映肝脏纤维化和肝硬化的项目

包括白蛋白(Alb)、总胆红素(TBIL)、单胺氧化酶(MAO)、血清蛋白电泳等。当患者患有肝脏纤维化或肝硬化时,会出现血清白蛋白和总胆红素降低,同时伴有单胺氧化酶升高。血清蛋白电泳中 γ 球蛋白增高的程度可评价慢性肝病的演变和预后,提示枯否细胞功能减退,不能清除血循环中内源性或肠源性抗原物质。

此外,最近几年在临床上应用较多的是透明质酸(HA)、层黏蛋白(LN)、Ⅲ型前胶原肽和Ⅳ型胶原。测定它们的血清含量,可反映肝脏内皮细胞、贮脂细胞和成纤维细胞的变化,其血清水平升高常提示患者可能存在肝纤维化和肝硬化。

(五)反映肝脏肿瘤的血清标志物

目前可以用于诊断原发性肝癌的生化检验指标只有甲胎蛋白(AFP)。甲胎蛋白最初用于肝癌的早期诊断,它在肝癌患者出现症状之前 8 个月就已经升高,此时大多数肝癌患者仍无明显症状,这些患者经过手术治疗后,预后得到明显改善。现在甲胎蛋白还广泛地用于肝癌手术疗效的监测、术后的随访以及高危人群的随访。不过正常怀孕的妇女、少数肝炎和肝硬化、生殖腺恶性肿瘤等情况下甲胎蛋白也会升高,但升高的幅度不如原发性肝癌那样高。另外,有些肝癌患者甲胎蛋白值可以正常,故应同时进行影像学检查如 B 超、CT、磁共振(MRI)和肝血管造影等,以此增加诊断的可靠性。

值得提出的是 α-L-岩藻糖苷酶(AFU),血清 AFU 测定对原发性肝癌诊断的阳性率在 $64\% \sim 84\%$,特异性在 90% 左右。AFU 以其对检出小肝癌的高敏感性,对预报肝硬化并发肝癌的高特异性,和与 AFP 测定的良好互补性,而越来越被公认为是肝癌诊断、随访和肝硬化监护不可或缺的手段。另外,血清 AFU 活性测定在某些转移性肝癌、肺癌、乳腺癌、卵巢癌或子宫癌之间有一些重叠,甚至在某些非肿瘤性疾患如肝硬化、慢性肝炎和消化道出血等也有轻度升高,因此要注意鉴别。

另外在患有肝脏肿瘤时 γ-GT、ALP、亮氨酸氨基转肽酶(LAP)、

5′-NT等也常常升高。

肝功能是多方面的,同时也是非常复杂的。由于肝脏代偿能力很强,加上目前尚无特异性强、敏感度高、包括范围广的肝功能检测方法,因而即使肝功能正常也不能排除肝脏病变。特别是在肝脏损害早期,许多患者肝功能试验结果正常,只有当肝脏损害达到一定的程度时,才会出现肝功能试验结果异常。同时肝功能试验结果也会受实验技术、实验条件、试剂质量以及操作人员等多种因素影响,因此肝功能试验结果应当由临床医生结合临床症状等因素进行综合分析,然后再确定是否存在疾病,是否需要进行治疗和监测。

第二节　肾功能

肾功检测包括:①血清代谢物质(血清尿素氮、肌酐、尿酸等);②血清微量蛋白(血清 β_2 微量球蛋白、血清转铁蛋白等)以及尿微量蛋白(尿液 β_2-微球蛋白、尿微量白蛋白、尿微量转铁蛋白、24h 尿蛋白定量等)和尿 N-乙酰-β-氨基葡萄糖苷酶(NAG)的检测。

一、血清尿素氮

是肾功能的重要指标,血清尿素氮升高意味着肾脏功能的损害。

【英文缩写】　BUN。

【参考值】　1.07～7.14mmol/L(3～20mg/dL)。

【影响因素】　1.标本避免溶血,溶血对测定有干扰。

2.血氨升高可使 BUN 测定结果偏高。

3.标本最好使用血清,用铵盐抗凝剂可使测定结果偏高。

4.测定过程中,各种器材及蒸馏水应无氨污染。

【临床意义】

1.生理性升高　见于高蛋白饮食。

2.生理性降低　见于妊娠。

3.病理性升高

(1)肾前因素:由于剧烈呕吐、幽门梗阻、肠梗阻和长期腹泻引起的失水过多,造成血尿素氮潴留。

(2)肾性因素:急性肾小球肾炎、肾病晚期、肾功能衰竭、慢性肾盂肾炎及中毒性肾炎。

(3)肾后因素:前列腺肿大、尿路结石、尿道狭窄、膀胱肿瘤等。

4.病理性降低　见于严重肝病,如肝炎合并广泛肝坏死。

【采血要求及注意事项】　空腹 12h 取静脉血,取血前禁止食用高蛋白食物。

二、血清肌酐

是肾脏功能的重要指标,血清肌酐升高意味着肾功能的损害。

【英文缩写】　Cr。

【参考值】　$53.0 \sim 133 \mu mol/L(0.6 \sim 1.5 mg/dL)$。

【影响因素】

1.温度升高时,可使碱性苦味酸溶液显色增深,但标准与测定的增深程度不一致,因此测定需在室温进行。

2.特异性不高,可受维生素 C、丙酮酸、胆红素等假肌酐影响。

3.轻微溶血标本对测定肌酐无影响,但可使肌酸结果偏高。

【临床意义】

1.病理性升高

(1)肾肌酐排出量减少:肾功能衰竭、尿毒症、重度充血性心力衰竭。

(2)体内肌酐生成过多:巨人症、肢端肥大症。

2.病理性降低　见于肌肉萎缩。

【采血要求及注意事项】　空腹 12h 取静脉血。

三、血清尿酸

尿酸是食物中的核酸和体内核蛋白、核酸中嘌呤代谢终产物,主要由肾脏排出。

【英文缩写】 UA。

【参考值】 $238\sim476\mu mol/L(4\sim8mg/dL)$。

【影响因素】

1.标本避免溶血,及时分离血清。

2.标本中维生素 C 浓度过高,可使测定结果偏低。

【临床意义】

1.病理性升高

(1)痛风:是核蛋白及嘌呤代谢异常所致,发作时尿酸浓度可达 $900\mu mol/L$。

(2)子痫。

(3)排泄障碍:肾病(急慢性肾炎、肾结核等),尿道阻塞。

(4)核酸分解代谢过盛:慢性白血病、多发性骨髓瘤、真性红细胞增多症。

(5)其他:肠梗阻、重症肝病、氯仿、四氯化碳、铅中毒等。

2.病理性降低　见于恶性贫血复发、乳糜泻时,一些药物(肾上腺皮质激素、ACTH、阿司匹林)治疗后。

四、血清 β_2 微球蛋白

【英文缩写】 β_2-MG。

【参考值】 血 β_2-MG$<3mg/L$。

【影响因素】

1.送检标本应新鲜,避免溶血。

2.正常 60 岁以上老年患者有随年龄增长而增高的趋势。

【临床意义】 病理性升高:

1.肾脏疾病　尿毒症、肾炎、糖尿病肾病和肾移植受者初期(肾移

植排异反应）。

2.恶性肿瘤 骨髓瘤、非霍奇金淋巴瘤、慢性淋巴细胞白血病等。

3.其他 如肝硬化、冠心病、甲状腺疾病和慢性炎症等。

五、血清转铁蛋白

血浆铁与转铁蛋白结合，转铁蛋白浓度可以反映血清铁的缺乏。

【英文缩写】 Tf。

【参考值】 $20.8\sim34.7\mu mmol/L(1.87\sim3.12g/L)$。

【临床意义】

1.生理性增高 见于怀孕后期和口服避孕药的妇女。

2.病理性增高 见于血清铁缺乏时。

3.病理性降低

(1)蛋白质丢失性疾病，如肾病综合征、慢性肾功能衰竭、严重烧伤和蛋白质丢失性胃肠病。

(2)严重肝病（如肝硬化）显著下降。

(3)任何感染状态和严重疾病时。

【采血要求及注意事项】 空腹12h取静脉血。

六、尿 N-乙酰-β-氨基葡萄糖苷酶测定

是检测肾损伤，特别是肾小管缺血、坏死的敏感指标。

【英文缩写】 NAG。

【参考值】 $0\sim22U/g\cdot Cr$。

【临床意义】

1.为早期肾损伤的检测指标之一。各种肾实质性疾患引起肾小管损伤都可使尿 NAG 增高。常用于上尿路感染的定位诊断，以便与膀胱炎鉴别；还用于糖尿病肾小管—间质损伤、高血压肾病的早期诊断。

2.肾移植出现排异反应前1～3d尿 NAG 可增高，有助于排异反应早期诊断。

3.肾毒性药物,如庆大霉素、抗肿瘤药可导致尿 NAG 增高,停药后可恢复正常。

4.慢性肾功能不全,尿 NAG 减低。

【采血要求及注意事项】

1.应取新鲜中段尿离心取上清,或立即冷藏(勿冷冻)。

2.男性患者避免混入精液。

3.菌尿症标本应随时离心分离上清后,立即测定或冷藏后当日测定,不可久留。

七、尿液 β_2 微球蛋白

【英文缩写】 β_2-MG。

【参考值】 0~0.2mg/L。

【影响因素】

1.β_2 微球蛋白分子量小,尿液含量极微,用一般方法测不出,目前常用的测定方法是酶联免疫比浊和放射免疫比浊法。采用随机尿进行测定。留尿方法应弃去晨尿,然后喝 500mL 水,1h 后留尿送检,标本应适当加入碱性缓冲液,防止 β_2-MG 分解。

2.正常 60 岁以上老年患者有随年龄增长而增高的趋势。

【临床意义】

1.测定主要用于监测近端肾小管的功能。在急性肾小管损伤或坏死、慢性间质性肾炎、慢性肾衰等情况,均可使得尿 β_2-MG 显著升高。肾移植患者血、尿 β_2-MG 明显增高,提示机体发生排异反应;肾移植后连续测定 β_2-MG 可作为评价肾小球和肾小管功能的敏感指标。糖尿病肾病早期有肾小管功能改变,尿 β_2-MG 也会升高。

2.在系统性红斑狼疮活动期,造血系统恶性肿瘤,如慢性淋巴细胞性白血病时,尿液 β_2-MG 也有升高。

【采血要求及注意事项】 可以和血液 β_2 微球蛋白共同测定,共同用于上述疾病的诊断。建议留取晨尿或随机尿,一般 2mL 就可以,置

普通洁净管中送验。如不能当天化验,应放 4℃冰箱,特别是夏天以防腐变。另外,尿液 β_2 微球蛋白活性在酸性环境下极易丧失,故尽量减少在膀胱贮存时间。

八、尿微量白蛋白

【英文缩写】　mAlb。

【参考值】　$0.49\sim2.05$mg/mmol・Cr 或 $4.28\sim18.14$mg/g・Cr。

【影响因素】　如尿液混浊,必须离心或过滤,否则将使结果偏高。

【临床意义】　为早期肾损伤的检测指标之一。尿中白蛋白含量为 $30\sim200$mg/L 或 $30\sim300$mg/24h,排出率在 $20\sim200\mu$g/min,尿蛋白定性试验不能检出或仅为(±)的蛋白尿称为微量白蛋白尿。尿 mAlb 的检出说明有早期肾小球损伤,常用于糖尿病肾病、高血压肾病的早期诊断,药物治疗肾毒性监测。

【采血要求及注意事项】　与 β_2-MG 相同。注意如尿液标本混浊,须离心后取上清液测定。

九、尿微量转铁蛋白

为肾小球选择通透性指标。

【英文缩写】　MTF。

【参考值】　$0\sim0.2$mg/mL。

【临床意义】　尿微量转铁蛋白升高见于糖尿病肾病、高血压早期肾损伤,以及肾外肾炎、链球菌感染性肾炎、肾盂肾炎等各种肾炎,是肾小球早期损伤的敏感指标。

【采血要求及注意事项】　与 β_2-MG 相同,注意如尿液标本混浊,须离心后取上清液测定。

十、24h 尿蛋白定量

【英文缩写】　24HUSCFP。

【参考值】 40～100mg/24h(尿)。

【临床意义】 正常情况下,人尿液中可排出很微量的蛋白质,用通常的常规方法如尿蛋白定性实验不能够检测到,需要通过生化方法进行定量测定。尿蛋白排出量过多表明肾脏功能有问题,可参考尿常规检查部分。进行24h尿蛋白定量分析,对肾脏疾病的治疗和疗效观察具有一定意义。

第三节 糖代谢物

糖及其代谢物的检测项目主要有:血糖、葡萄糖耐量试验、糖化血红蛋白、糖化血清蛋白、丙酮酸、血清β羟丁酸、乳酸等。

一、血糖(葡萄糖)

血中葡萄糖浓度,异常血糖水平说明体内糖代谢异常,常用于糖尿病的诊断。

【英文缩写】 GLU,BG。

【参考值】 空腹,3.89～6.11mmol/L(70～110mg/dL);餐后2h,<6.66mmol/L(<120mg/dL);新生儿,1.11～4.44mmol/L(20～80mg/dL)。

【影响因素】

1.采集标本前禁食至少在10h以上。

2.全血样品中的葡萄糖在室温下可以每小时5％的速率进行酵解,因此标本采集后应尽快分离血清或血浆进行测定。

3.检测标本以草酸钾氟化钠为抗凝剂的血浆最好,2mg/mL可在24h内阻止葡萄糖酵解。

4.GOD可高特异性催化β-D-葡萄糖。而葡萄糖中α和β构型分别占36％和64％。葡萄糖的完全氧化需要α型到β型的变旋反应。因而可在试剂中加入变旋酶或延长孵育时间来达到完全转化。

5.过氧化物酶的特异性远低于 GOD。高浓度的尿酸、维生素 C、胆红素、血红蛋白和四环素等还原性物质可抑制显色反应,使测定结果偏低。在本法条件下,血红蛋白浓度<10g/L、胆红素<342μmol/L、尿酸<2.95mmol/L 时对测定结果无显著影响。

6.本法可直接测定脑脊液葡萄糖的含量,而尿液中的干扰物质浓度过高不能使用该法直接测定其葡萄糖含量。

【临床意义】　分为生理性或病理性升高和降低。

1.生理性或暂时性高血糖　餐后 1～2h、注射葡萄糖或通过输液输入葡萄糖后、情绪紧张时,血糖会升高。

2.生理性或暂时性低血糖　运动后和饥饿时、注射胰岛素后、妊娠、哺乳期和服降糖药后,血糖会降低。

3.病理性高血糖

(1)糖尿病:因为胰岛素分泌不足。当空腹血糖水平达 7.2～11mmol/L(130～200mg/dL)时,临床可疑为糖尿病;当血糖水平超过11mmol/L(200mg/dL)时,临床可诊断为糖尿病。

(2)能使血糖升高的激素分泌增加:如垂体前叶功能亢进、肾上腺皮质功能亢进、甲状腺功能亢进、嗜铬细胞瘤等。

(3)脑外伤、脑出血、脑膜炎等,由于使颅内压增高,刺激了血糖中枢,从而引起血糖升高。

(4)脱水:如呕吐、腹泻、发高烧等,引起血糖轻度增高(7.2～7.8mmol/L)。

(5)麻醉,窒息,肺炎等急性传染病,癫痫、紫癜等疾病由于加速肝糖原分解,使血糖增高。

4.病理性低血糖

(1)胰岛素分泌过多:如胰岛 β 细胞瘤。

(2)升高血糖激素分泌减少:如垂体功能减退、肾上腺功能减退和甲状腺功能减退。

(3)血糖来源减少,肝糖原贮存不足:如长期营养不良、肝炎、肝坏死、肝癌、糖原累积病等。

【采血要求及注意事项】　空腹血糖测定需空腹 12h 取静脉血。取血前避免剧烈运动,取血时间最好是早晨或上午。

二、葡萄糖耐量试验

受检者口服一定量的葡萄糖后,定时测定血中葡萄糖含量,服后若血糖略有升高,两小时内恢复服前浓度为正常;若服后血糖浓度急剧升高,2～3h 内不能恢复服前浓度则为异常。临床上常对症状不明显的患者采用该试验来诊断有无糖代谢异常。

【别名】　OGTT 试验。

【英文缩写】　OGTT。

【方法】

1.空腹取静脉血、留尿,分别测血糖和尿糖,后将 75g 葡萄糖溶在 250mL 水中,在 5min 内饮完,服糖后 30min、1h、2h 和 3h 时再取血、留尿,分别测血糖和尿糖(所用葡萄糖应为无水葡萄糖 75g,含单结晶水的葡萄糖相当于 82.5g)。

2.如果没有条件做糖耐量试验可以用简单的馒头试验代替:2 两(100 克)馒头在 10min 内吃完,从吃第 1 口开始计时,2h 后抽血测量(但这只是一个不得已的办法,如有可能仍应做糖耐量试验)。

【参考值】　空腹:6.10～6.95mmol/L(110～125mg/dL);半小时:9.45～10.55mmol/L(170～190mg/dL);1 小时:8.90～10mmol/L(160～180mg/dL);2 小时:6.70～7.78mmol/L(120～140mg/dL);3 小时:6.10～6.95mmol/L(110～125mg/dL)

50 岁以上不论男女,每增加 10 岁,空腹值增加 0.06mmol/L,1h 值增加 0.6mmol/L,2～3h 值增加 0.17～0.28mmol/L。两点超过此标准者为糖耐量减低,三点超过者可确诊。

【影响因素】

1.要求受试者前 3d 进糖类不应超过 300g,并进行适当体力劳动。

2.必须保证在禁食过夜、清晨空腹条件下进行,饮葡萄糖水的时间不能超过 5min,如饮水时间过长,可造成有效的糖负荷减低而影响试验结果。

3.采用口服葡萄糖 75g 或 1.75g/kg 体重方法,将口服葡萄糖溶于 250mL 水中。禁食过夜,于次日清晨取血测血糖后将 250mL 葡萄糖水于 5min 内饮完,服糖后 30min、60min、120min、180min 分别取血测血糖浓度。

4.停用咖啡因、利尿药、避孕药、胰岛素、消炎药、水杨酸等。

【临床意义】

1.糖耐量降低 表现为血糖增高幅度高于正常人,回到空腹水平的时间延长,多见于糖尿病、甲状腺功能亢进、垂体功能亢进、肾上腺功能亢进、胰腺炎、胰腺癌、严重肝病和糖原累积病。

2.糖耐量增高 空腹血糖值正常或偏低,口服糖后血糖浓度上升不明显,耐量曲线平坦。多见于内分泌功能低下,如甲状腺功能低下、肾上腺皮质功能低下和垂体功能低下。

3.迟滞性耐量曲线 口服葡萄糖后在正常时间内可回到空腹水平,但有一个明显增高的血糖峰值,往往超过 10mmol/L,这种情况以后可能发展为糖尿病。

【采血要求及注意事项】

1.受试前 3d 每日进食糖类不得少于 150g。试验者如有感冒、胃肠炎等急性病时,要等病愈后再作。

2.试验开始前应禁食 10～16h(禁食时间不能再短或过长),可以饮水,但不可喝茶或咖啡。

3.试验前和试验过程中不能吸烟并应避免剧烈体力活动。

4.对疑有反应性低血糖者,可检测服糖后 4h 和 5h 的血糖。

5.若在检查期间出现面色苍白、恶心、晕厥等症状时,要停止试验。若以上症状是在服糖后 3～4h 出现,应考虑为反应性低血糖,要立刻取血测血糖,并让患者进食。

6.已经确诊的糖尿病患者,不宜再做本试验。

7.许多药物可使葡萄糖耐量减低,故在试验前应停药,如烟酸、噻唑类利尿剂、水杨酸钠等至少停止 3～4d,口服避孕药停 1 周,单胺氧化酶抑制剂应停 1 个月以上。

8.儿童按体重 1.75g/kg 予以葡萄糖负荷,总量不超过 75g。

三、糖化血红蛋白

葡萄糖与血红蛋白结合形成糖化血红蛋白,因此,血糖浓度高则糖化血红蛋白的浓度也升高。因为该试验不受临时血糖浓度波动的影响,可有效反映患者过去 1～2 个月内的平均血糖水平,所以可用于监测糖尿病患者在一段较长的时间内血糖控制的情况。

【英文缩写】 GHb 或 HbAIC。

【参考值】 占总血红蛋白的 6.1％～7.9％。

【影响因素】

1.参考值随年龄有一定增加。对于控制不良的糖尿病患者,测定值可为参考值上限的 2 倍,但很少超过上限 2 倍。如＞20％应排除是否存在 HbF 干扰。

2.高脂血症标本可使结果偏高。

3.半乳酸及水杨酸可使测定结果偏低。

4.实验室温度、试剂的离子强度、pH 可对测定结果有一定影响。

【临床意义】 病理性升高,见于糖尿病患者血糖控制不好时。

【采血要求及注意事项】 空腹 12h 取静脉血;EDTA 钾盐、肝素抗凝血 2mL。

四、糖化血清蛋白或果糖胺

【英文缩写】 Fruc、GSP。

【参考值】 ＜ 285μmol/L(NBT,糖化蛋白标准法);1.6～2.6mmol/L(NBT,吗啉果糖标准法)。

【影响因素】

1.红细胞寿命和血红蛋白变异体不影响糖化血清蛋白结果,但受血浆总蛋白浓度影响,血清蛋白＜30g/L 或尿中蛋白质浓度＞1g/L 时,糖化血清蛋白结果不可靠。

2.中度溶血、胆红素和维生素 C 会干扰测定。

3.pH、反应温度、反应时间对试验影响较大,必须严格控制。

【临床意义】　由于血清白蛋白半衰期较短,故糖化血清蛋白主要反映患者测定前 2～3 周的血糖水平,用于糖尿病患者特别是Ⅱ型患者疗效观察和用药监测。

【采血要求及注意事项】　空腹 12h 取静脉血。

五、丙酮酸

丙酮酸是糖无氧代谢的产物,临床上常和乳酸一同测定,并用二者的比值推测循环衰竭的严重程度。此外,它还对维生素 B_1 缺乏有一定的诊断意义。

【英文缩写】　PA。

【参考值】　＜0.10mmol/L。

【影响因素】

1.应在空腹休息 2h 后抽血,样本应防止溶血。

2.标本采集时尽可能不使用止血带。

3.抗凝剂用肝素—氟化钠较好。

4.采集的标本需置于 0～4℃并在 15min 内离心分离血清,以防止糖酵解生成乳酸。

【临床意义】

1.生理性升高　进食和运动后会升高。

2.病理性升高

(1)循环衰竭:当机体处于无氧代谢状态时,丙酮酸被还原为乳酸,乳酸/丙酮酸比值升高(正常应为 9 左右),因此,该比值是判断组织缺氧严重程度的指标,同时对乙醇引起的酮中毒的检测也有用。

(2)维生素 B_1 缺乏时,丙酮酸氧化发生障碍,使丙酮酸含量增加。

【采血要求及注意事项】　空腹 12h 取静脉血。

六、血清 β 羟丁酸

β羟丁酸是酮体的一个组成部分,因此该指标可以用来确定糖尿病患者是否发生酮症酸中毒,也可以用来判断酮中毒患者的治疗效果。

【英文缩写】　β-HB。

【参考值】　＜0.7mmol/L。

【影响因素】

1.标本采集后应尽快分离血清或血浆进行测定。

2.标本防止溶血。

【临床意义】　病理性升高:糖尿病酮症酸中毒、糖原累积病、长期饥饿。

【采血要求及注意事项】　空腹 12h 取静脉血。

七、乳酸

是血液中乳酸的浓度,正常人血中乳酸含量很低,乳酸水平升高主要是由血氧缺乏和无氧代谢的增加引起的,体现了组织缺氧的程度。临床上常用这一指标诊断乳酸性酸中毒和某些肌肉疾病。

【英文缩写】　Lac。

【参考值】　基础空腹＜2mmol/L。

【影响因素】

1.应在空腹休息 2h 后抽血,样本应防止溶血。

2.标本采集时尽可能不使用止血带。

3.抗凝剂用肝素—氟化钠较好。

4.采集的标本需置于 0～4℃并在 15min 内离心分离血清,以防止糖酵解生成乳酸。

【临床意义】

1.生理性升高　剧烈运动时,由于组织缺氧,乳酸水平会升高。

2.病理性升高

(1)用某些降糖药的糖尿病患者乳酸水平有明显升高,形成乳酸性酸中毒,甚至会导致昏迷。

(2)循环衰竭和呼吸衰竭时,由于组织缺氧,糖酵解速度增加,血中乳酸通常超过 7mmol/L,甚至高达 25mmol/L,导致昏迷和乳酸性酸中毒。

(3)重症肝病、尿毒症、细菌感染、动脉硬化性心脏病、酒精中毒、白血病、重症贫血时,乳酸水平会升高。

(4)1 型糖原累积病:由于体内缺少某种糖代谢需要的酶,患者肝脏合成的肝糖原不能分解利用,造成低血糖;低血糖刺激肾上腺素的分泌,后者使肌糖原分解,产生大量的乳酸。

(5)线粒体肌病性脑病患者,运动前后乳酸浓度差异很大,临床上常以运动前后乳酸相差 3 倍以上作为该种疾病的辅助诊断标准。

【采血要求及注意事项】　空腹 12h 取静脉血,取血后应尽快送检。

第四节　血脂

血脂检测项目包括甘油三酯、总胆固醇、高密度脂蛋白胆固醇、低密度脂蛋白胆固醇、血清载脂蛋白 A1、血清载脂蛋白 B、脂蛋白(a)。

一、甘油三酯

【英文缩写】　TG。

【参考值】　0.56～1.71mmol/L(50～150mg/dL);临界值:1.71～2.29mmol/L(150～200mg/dL);高 TG 血症:>2.29mmol/L(200mg/dL)。

【影响因素】

1.被检测者要求稳定膳食 2～3 周,禁酒 3d,空腹 12～14h 后抽血,

样品采集后尽快分离血清,以防止 TG 水解,血清 4℃稳定 3d,－20℃
稳定 4 个月。

2.由于酶法是测定 TG 水解后的甘油含量,因而血清中的游离甘油
(FG)对测定结果有干扰。可以通过预孵育或做血清空白排除。

3.严重黄疸标本或胆红素＞100μmol/L 时对反应有负干扰。选择
合适的色原并加入亚铁氧化物可在一定范围内消除干扰。

4.维生素对反应有负干扰,甲状腺素、类固醇激素、口服避孕药等
也可干扰测定结果。

5.溶血标本中的 Hb、ALP 也可干扰反应,一般可做血清空白排除
干扰,溶血严重则不宜做 TG 检测。

6.卧位采血者其 TG 测定值比坐位及站位时要低。

【临床意义】

1.生理性升高　正常人进食脂肪后 2～4h 内血清甘油三酯将升
高,8h 恢复正常。

2.病理性升高　多见于原发性或继发性高脂蛋白血症、动脉粥样
硬化、糖尿病、肾病综合征、胰腺炎、甲状腺功能减退、糖原累积病、原发
性 TG 增多症。

3.病理性降低　多见于原发性 β 脂蛋白缺乏症、甲亢、肾上腺皮质
功能减退、消化吸收不良、慢性阻塞性肺疾患、脑梗死。

【采血要求及注意事项】　取血前 36h 不饮酒,至少 12h 不进食,取
血前禁食高脂肪食物。

二、总胆固醇

总胆固醇是临床血脂分析的重要指标,总胆固醇升高,患心脑血管
病的危险性增加。

【英文缩写】　CHO。

【参考值】　成人合适水平:2.83～5.20mmol/L(110～200mg/dL);
临界值:5.17 ～ 6.45mmol/L(200 ～ 250mg/dL);高胆固醇血症:

＞6.45mmol/L(＞250mg/dL)。

【影响因素】

1.送检胆固醇的标本要求禁食 12～14h 后采血,24h 内不饮酒和避免服用有关药物的影响。在 2h 内分离血清,4～25℃稳定 6d,－20℃稳定 4 个月。

2.胆红素＞171μmol/L 时对反应结果有明显的负干扰。

3.溶血时会引起正干扰,但 Hb 在 1g/L 以下时干扰可忽略。

4.高血尿酸也可引起负干扰。

5.大量还原性药物,如维生素 C、酚磺乙胺、盐酸异丙嗪、复方丹参等,也可干扰反应使结果偏低。

【临床意义】

1.病理性升高　多见于高脂蛋白血症、动脉粥样硬化、糖尿病、甲状腺功能低下、阻塞性黄疸、肾病综合征。

2.病理性降低　多见于甲状腺功能亢进、严重贫血、急性感染、消耗性疾病、肝病。

【采血要求及注意事项】　取血前 36h 不饮酒,至少 12h 不进食,取血前禁食高脂肪食物。

三、高密度脂蛋白胆固醇

高密度脂蛋白胆固醇是血清脂蛋白胆固醇的一部分,与动脉粥样硬化病变危险性相关。当高密度脂蛋白胆固醇浓度降低时,心脑血管疾病的危险性增加。

【英文缩写】　HDL-C。

【参考值】　男性:1.03～1.42mmol/L(40～55mg/dL);女性:1.16～1.55mmol/L(45～60mg/dL)。

【影响因素】

1.与测定 TCH 的标本抽取相同,血清 4～25℃稳定 6d,－20℃稳定 4 个月。

2.溶血标本在血红蛋白＞5g/L 时,对反应有干扰。

3.严重黄疸标本在胆红素＞171μmol/L 时,对反应有干扰。

4.低密度脂蛋白胆固醇(LDL-C)＞6.0mmol/L 时,对反应有干扰。

【临床意义】

1.生理性升高　多见于运动(如运动员一般 HDL-C 较高)、饮酒后,以及妇女服用避孕药、应用降胆固醇药物(如诺衡)等。

2.生理性降低　见于少运动的人,应激反应后。

3.病理性降低　见于冠心病、高甘油三酯血症患者、肝硬化、糖尿病、慢性肾功能不全、营养不良。

4.病理性升高　见于慢性肝病、慢性中毒性疾病、遗传性高 HDL 血症。

【采血要求及注意事项】　禁食 12h 取静脉血,取血前禁止饮酒。

四、低密度脂蛋白胆固醇

低密度脂蛋白胆固醇是血清脂蛋白胆固醇的一部分,是动脉粥样硬化的主要致病因素,当低密度脂蛋白胆固醇升高时,心脑血管疾病的危险性增加。

【英文缩写】　LDL-C。

【参考值】　正常:2.07～3.12mmol/L(80～120mg/dL);边缘升高:3.15～3.61mmol/L(123～140mg/dL);升高:＞3.64mmol/L(＞142mg/dL)。

【影响因素】

1.与测定 TCH 标本抽取及保存条件相同。

2.溶血标本在血红蛋白＞5g/L 时,对反应有干扰。

3.严重黄疸标本在胆红素＞171μmol/L 时对反应有干扰。

4.高密度脂蛋白胆固醇(HDL-C)＞2.8mmol/L,对反应有干扰。

【临床意义】　同血清总胆固醇测定。

【采血要求及注意事项】　空腹 12h 取静脉血。

五、血清载脂蛋白 A1

血清载脂蛋白 A1 是高密度脂蛋白的主要组成成分,临床上主要用于脑血管病风险度的估计。当载脂蛋白 A1 降低时,脑血管病的风险加大。

【英文缩写】 apoA1

【参考值】 1.00~1.60g/L(100~160mg/dL)。

【影响因素】

1.样品采集及分离注意事项同 TCH 测定。

2.总胆红素>68.4μmol/L 时,对结果有影响。

3.Hb 浓度>20g/L 时,ApoA1 的测定结果有所下降。

4.高脂血清对检测结果也会有影响。

5.抗血清的效价(滴度)不可低于 16。

【临床意义】

1.生理性增高 见于妊娠、雌激素疗法、锻炼、饮酒。

2.病理性降低 见于Ⅰ型、ⅡA 型高脂血症,以及冠心病、脑血管病、apoA1 缺乏症、鱼眼病、家族性 LCAT 缺乏症、家族性低 α 脂蛋白血症、感染、血液透析、慢性肾炎、糖尿病、慢性肝炎、肝硬化。

六、血清载脂蛋白 B

血清载脂蛋白 B 是低密度脂蛋白的主要组成成分,临床上主要用于冠心病的风险度估计。当载脂蛋白 B 升高时,冠心病的风险加大。

【英文缩写】 apoB。

【参考值】 青年人:0.75~0.85g/L(75~85mg/dL);老年人:0.95~1.00g/L(95~100mg/dL)。

【影响因素】

1.样品采集及分离注意事项同 TCH 测定。

2.总胆红素>68.4μmol/L 时,对结果有影响。

3.Hb 浓度＞20g/L 时,ApoB 的测定结果有所下降。

4.高脂血清对检测结果也会有影响。

5.抗血清的效价(滴度)不可低于 1∶128。

【临床意义】

1.生理性降低　见于锻炼、服用雌激素。

2.病理性升高　见于冠心病与Ⅱa、Ⅱb 型高血脂症,以及脑血管病、糖尿病、胆汁淤积、脂肪肝、血液透析、肾病综合征、慢性肾炎。

3.病理性降低　见于Ⅰ型高脂蛋白血症、肝病、肝硬化、感染。

【采血要求及注意事项】　空腹 12h 取静脉血。

七、脂蛋白(a)

脂蛋白(a)水平主要决定于遗传,高脂蛋白(a)水平是动脉粥样硬化的独立危险因素,不受性别、年龄、环境、饮食、吸烟和药物的影响。

【英文缩写】　Lp(a)。

【参考值】　＜30mg/L。

【影响因素】

1.与测定 TCH 的标本抽取及保存条件相同。

2.Lp(a)水平与人种及遗传有关,男女性别之间无明显差别。

3.环境、饮食、药物等因素对 Lp(a)水平无明显影响。

4.少数妇女黄体期增高,多数不受月经周期的影响。

5.妊娠期可明显升高,产后恢复正常。

【临床意义】

1.生理性升高　见于妊娠。

2.病理性升高　见于动脉粥样硬化高危人群;急性时相反应,如急性心肌梗死、外科手术、急性风湿性关节炎。

3.病理性降低　见于严重肝病、肝硬化、肝癌。

【采血要求及注意事项】　空腹 12h 取静脉血。

八、怎样看血脂化验单

目前临床上常用的化验项目主要包括：总胆固醇、甘油三酯、高密度脂蛋白胆固醇、低密度脂蛋白胆固醇、载脂蛋白 A、载脂蛋白 B、脂蛋白(a)7 项。

在看化验单时最常遇到的问题是看不懂上面写的一些简写英文代号。在此，介绍一些化验单上多用的符号。

TC：代表血浆总胆固醇，也有用 T-CHO 代表血浆总胆固醇的。

TG：代表甘油三酯，HDL-C 代表血浆中高密度脂蛋白胆固醇。

LDL-C：代表血浆中低密度脂蛋白胆固醇。

ApoA1：代表血浆中载脂蛋白 A1。

ApoB：代表血浆中载脂蛋白 B。

Lp(a)：代表血清中脂蛋白(a)。

看化验单时遇到的另一个问题就是这些指标的正常数值应该是多少，现介绍一般情况如下。

血浆总胆固醇：3.36～5.78mmol/L(130～200mg/dL)。

血浆甘油三酯：男性为 0.45～1.81mmol/L(40～160mg/dL)；女性为 0.23～1.22mmol/L(20～108mg/dL)。

血浆中高密度脂蛋白胆固醇：＜3.12mmol/L(120mg/dL)。

血浆中低密度脂蛋白胆固醇：0.9～2.19mmol/L(35～85mg/dL)。

载脂蛋白 A1：110～160mg/dL。

载脂蛋白 B：69～99mg/dL。

脂蛋白(a)：＜30mg/L。

当发现血脂化验单上的以上数值超出正常范围时，首先应该检查一下血的样本是不是在空腹状态下采取的。一般要求患者在采血前一天晚 10 时开始禁食，于次日早上 9～10 时采取静脉血。其次，还应注意受试者的饮酒情况，因为饮酒能明显升高血浆中富含甘油三酯的脂蛋白及高密度脂蛋白浓度。再次，在分析结果时，应考虑到脂质和脂蛋白水平本身有较大的生物学波动,其中部分是由于季节变化、月经周期及伴发疾病等原因所导致。最后就要从临床角度寻找原因了,下面重点介绍一下总胆固醇、甘油三酯、低密度脂蛋白胆固醇、高密度脂蛋白胆固醇及载脂蛋白的临床意义。

总胆固醇的临床意义:增加见于胆道梗阻、肾病综合征、慢性肾小球肾炎、淀粉样变性、动脉粥样硬化、高血压、糖尿病、甲状腺功能减退、传染性肝炎、门脉性肝硬化、某些慢性胰腺炎、自发性高胆固醇血症、家族性高 α 脂蛋白血症、老年性白内障及牛皮癣等。减少见于严重贫血、急性感染、甲状腺功能亢进、脂肪痢、肺结核、先天性血清脂蛋白缺乏及营养不良。

甘油三酯的临床意义:增高见于高脂血症、动脉粥样硬化、冠心病、糖尿病、肾病综合征、胆道梗阻、甲状腺功能减退、急性胰腺炎、糖原累积症、原发性甘油三酯增多症。

高密度脂蛋白胆固醇减少的临床意义:提示易患冠心病。

低密度脂蛋白胆固醇增多的临床意义:提示易患动脉粥样硬化所导致的冠心病、脑血管病。

载脂蛋白的临床意义:ApoA、ApoB 可用于心脑血管风险度的估计。高密度脂蛋白 ApoA 下降和 ApoB 增高在心脑血管病最为明显,还见于高脂蛋白血症和其他异常脂蛋白血症。

最后需要说明,各个医疗单位由于使用的方法、实验的条件等差异,各项指标的正常值可能不完全相同。一般情况下,在化验单上都标有正常参考值,可对比测定的各项指标判断是否超过了正常范围。

第五节 心肌酶谱

心肌酶谱包括:天门冬氨酸氨基转移酶(AST),肌酸激酶(CK),肌酸激酶同工酶(CK-MB),乳酸脱氢酶(LDH),α-羟丁酸脱氢酶(HBDH),心肌肌钙蛋白-I(cTnI)。

一、天门冬氨酸氨基转移酶

该酶在心肌细胞中含量较高,所以当心肌细胞受到损伤时,大量的酶释放入血,使血清含量增加,因此血清天门冬氨酸氨基转移酶一般用于心脏疾病的诊断。

【别名】　谷草转氨酶。

【英文缩写】　GOT、AST、SGOT。

【参考值】　<40U/L。

【影响因素】

1.溶血可导致 AST 活性升高,应注意避免。

2.很多药物如利福平、四环素、庆大霉素、红霉素、卡那霉素、氯霉素、环孢菌素、非那西丁、苯巴比妥、口服避孕药、地西泮、磺胺类、呋喃类等,尤其是长期使用时,由于对肝细胞有损害,可引起 AST 增高。

3.妊娠时,血清 AST 活性可升高。

4.正常新生儿 AST 活性较成年人高出 2 倍左右,出生后 3 个月降至成人水平。

【临床意义】　病理性升高见于:

1.心肌梗死发病 6～12h 显著升高,增高的程度可反映损害的程度,并在发作后48h 达到最高值,3～5d 恢复正常。

2.各种肝病 AST 可增高,肝病早期和慢性肝炎增高不明显,AST/ALT 比值小于 1。严重肝病和肝病后期增高,AST/ALT 比值大于 1。

3.其他疾病如心肌炎、肾炎及肺炎等 AST 也轻度升高。

【采血要求及注意事项】　空腹 12h 取静脉血。

二、肌酸激酶

肌酸激酶主要用于诊断心脏疾病特别是心肌梗死。

【英文缩写】　CPK、CK。

【参考值】　20～200U/L。

【影响因素】

1.红细胞不含 CK,故轻度溶血标本对结果无影响,但严重溶血影响测定结果。

2.剧烈运动可使 CK 活性明显升高。

3.CK 稳定性差,室温放置 4h 或于 4℃放置 12h 以上可使酶失活。

4.宜用血清或肝素抗凝血浆标本进行测定。

【临床意义】

1.心肌梗死 4～8h 开始上升,16～36h 达峰值,2～4d 可恢复正常。CK 为急性心梗早期诊断指标之一,增高程度与心肌受损程度基本一致。溶栓治疗出现再灌注时,达峰时间提前。

2.各种肌肉疾病,如进行性肌营养不良、多发性肌炎、严重肌肉创伤(如挤压综合征)时,CK 明显增高;全身性惊厥、心肌炎、心包炎时,CK 也可增高。

3.急性脑外伤、癫痫时 CK 增高;甲状腺功能减退出现黏液性水肿时 CK 也增高。

4.手术后、心导管、冠脉造影、运动试验、反复肌注、剧烈运动,CK 可一过性增高。

5.CK 随年龄、性别、种族有差异,青壮年高于小孩、老人,男高于女,黑人高于白种、黄种人。

【采血要求及注意事项】 空腹 12h 取静脉血,取血前不要剧烈运动。

三、肌酸激酶同工酶

血清中的磷酸肌酸激酶大致有 3 种来源,分别是心肌细胞、骨骼肌细胞和脑细胞。电泳法测定磷酸肌酸激酶同工酶用于确定哪种来源的磷酸肌酸激酶异常,帮助临床诊断心脏、骨骼肌和脑内病变。

【别名】 心肌酶同工酶。

【英文缩写】 CK-MB。

【参考值】　0～25U/L。

【影响因素】　同 CK 测定。

【临床意义】

1.由于 CK-MB 在心肌中百分含量最高(25％～40％),且急性心梗发作 3.5h 左右开始增高,16～24h 达峰,2～3d 恢复正常。CK-MB 超过总 CK 的 6％为心梗早期诊断的特异指标。CK-MB 质量测定比活性测定更可靠,当 CK-MB 在 5～22ng/mL 时,可能为 AMI 早期或微小心梗;CK-MB＞22ng/mL 时,结合临床表现及 ECG 可诊断心梗。CK-MB 早达峰值者比晚达峰值者预后好。

2.脑外伤、脑血管意外、脑手术后、各种原因引起中枢神经系统缺氧后 48～72h,肺、前列腺、子宫或其他恶性肿瘤,CK-MB 增高。

3.CK-MB 增高是骨骼肌损伤的特异指标。骨骼肌损伤时,CK-MB 相应增高,但不超过总 CK 的 5％。

【采血要求及注意事项】　空腹 12h 取静脉血。

四、乳酸脱氢酶

常与乳酸脱氢酶同工酶一起测定诊断心肌梗死。

【英文缩写】　LDH。

【参考值】　114～240U/L。

【影响因素】

1.溶血、剧烈运动及妊娠可导致血清 LDH 水平升高,应注意鉴别。

2.导致 LDH 升高的药物较多,如磺胺甲基异噁唑、甲氨蝶呤、光辉霉素、磺胺甲氧嗪、可待因、吗啡、哌替啶、丙米嗪、奎尼丁及甲睾酮等。

【临床意义】

1.LDH 存在于各种组织中,以肝、肾、心肌、骨骼肌、胰腺和肺中最多。急性心肌梗死发生后 6～12h 开始增高,24～60h 达峰,7～15d 恢复正常。LDH 用于急性特别是亚急性心肌梗死的辅助诊断。

2.由于分布广泛,在各种急性反应,如肝炎、肺梗死、恶性肿瘤、恶性贫血、休克时,LDH 增高;肿瘤转移所致的胸腹水中,LDH 也增高。

3.常通过观察此酶是否正常,来除外组织器官损伤或对癌症化疗疗效观察。

【采血要求及注意事项】　空腹 12h 取静脉血。

五、血清 α 羟丁酸脱氢酶

临床上用于心肌梗死的诊断。

【英文缩写】　HBDH。

【参考值】　72~182U/L。

【影响因素】　同 AST 测定。

【临床意义】

1.α-HBDH 主要反映 LDH 活性,故心肌梗死时明显增高,且维持时间较长,可达 2 周左右。

2.肌营养不良及叶酸、维生素 B_{12} 缺乏时,α-HBDH 也可增高。

【采血要求及注意事项】　空腹 12h 取静脉血。

六、心肌肌钙蛋白 I

是诊断心肌梗死的特异指标。

【英文缩写】　cTnI、TnI。

【参考值】　<0.35ng/mL。

【影响因素】

1.标本采集后应尽快分离血清或血浆进行测定。

2.标本防止溶血。

【临床意义】　病理性升高见于:

1.AMI 发作 6.5h 后 Tn-I 值增高,11.2h 达峰,可持续 4~7d,其临床意义同 Tn-T,尤其对于肾衰患者的 AMI 诊断没有假阳性(在肾衰时 Tn-T 与 CK-MB 可增高)。

2.当心梗发作时间>36h 时,测定 Tn-I 更有意义。

3.以 EIA 法测定 Tn-I,Tn-I 为 1～3.5ng/ml 的患者要考虑有不稳定心绞痛、心绞痛等可能性,在 2～10ng/mL 可能为心梗早期。

患者入院经 12h 观察,CK-MB 和 Tn-I 持续阴性可除外心梗。

【采血要求及注意事项】 无禁食要求。

七、血清心肌酶的临床应用

(一)临床诊断用心肌酶的选择原则

在诊断疾病时,应该测定哪些心肌酶在临床是一个重要的问题。临床当然希望测定高度敏感、高度特异的指标,高(或低)就能确诊,否则就可排除,但这类理想化的指标是很难存在的,因此我们选择诊断用指标时就得依照如下原则:

1.有较高的组织/血清酶活力比,这样轻微的组织损伤也能得到明显的指标变化。

2.组织损害时能较快地释放,以便早期诊断。

3.生物半寿期较长,否则难以捕获。

4.测定方法简单易行,试剂稳定廉价。

(二)血清心肌酶诊断心肌梗死的病理基础

心脏是人体最活跃的脏器之一,为完成各种生理活动心脏内存在大量的细胞酶。AMI 发生后,因为心肌缺血坏死或细胞膜通透性增加,使得心肌内的细胞酶释放入血,根据心肌受损情况不同,血清酶升高的幅度也不同,因此可以用血清酶的变化来反映 AMI 的发生以及病灶的大小。同时,由于各种酶的生理特性不同,如在细胞内定位不同、分子量大小不同、生物半寿期不同等,造成了各种酶入血的时间、入血的快慢以及在血清内的持续时间不同,为临床病程和愈后的判断提供了依据。

(三)临床常用心肌酶检测

心脏内的细胞酶很多,但作为诊断用血清酶必须符合诊断的要求

（即符合上述选择原则），其中组织特异性是最重要的，但不是唯一的，例如线粒体异柠檬酸脱氢酶（ICDM）在心肌的含量很高，但其一经入血很快就失活，故不能用于临床诊断。目前国内外常用于诊断心肌梗死的血清酶主要有谷草转氨酶（GOT）、乳酸脱氢酶（LDH）和肌酸激酶（CK），尤以 LDH 和 CK-MB 同工酶具有较高的阳性率和特异性，应用更广。

（四）GOT、LDH、CK 及其同工酶的分布与诊断价值

1.GOT、LDH、CK 的特异性比较   心肌的 GOT 含量是人体各组织中最高的，LDH 和 CK 的含量占第二位。从这 3 种酶活性和心肌的比值来看，CK 的脏器特异性最高，除骨骼肌病变（包括肌细胞膜通透性变化如酒精中毒）和严重脑血管意外外，其他疾病很少引起血清 CK 活性增高，并且红细胞几乎不含 CK，故测定不受溶血的影响，所以 CK 诊断效率高，假阳性低。其阳性率与心电图 ST 段异常符合率达 95%，高于 GOT；心电图不明显的心内膜下梗死、合并传导阻滞、多发性小灶坏死及再发性梗死，CK 大多升高，而肺梗死、心绞痛、陈旧性梗死等则 CK 活性一般不升高。CK 的假阳性仅为 10%～15%，而 GOT 高达 32%，LDH 也由于分布广泛而特异性不高。

2.GOT 的同工酶   测定血清 GOTm 并不能提高对 AMI 的诊断特异性，但因 GOTm 定位于线粒体，故不是很严重的损伤一般难以释放入血，因此测定 GOTm 对于推测预后有一定意义，特别是在推测死亡率方面较 CK-MB 更有价值。

3.LDH 的同工酶   LDH 在人体内有 5 种同工酶，其中心肌中以 LDH_1、LDH_2 为主。在正常血清中，LDH_1 一般在 0.45～0.74 之间，由于 AMI 发生后心肌释放 LDHi 含量大于 LDH_2，故可使血清 LDH_1/LDH_2 比值上升。在 101 例经临床和心电确诊的 AMI 患者的血清检测中，LDH_1/LDH_2 的比值均在 0.76 以上，阳性率 100%；在 101 例非 AMI 患者中，也有 12 例 LDH_1/LDH_2 比值升高，特异性为 90.5%。其他疾病 LDH 同工酶谱明显不同，但恶性贫血和肾梗死患者与 AMI 相似，需配合其他检查鉴别。对于 AMI LDH_1 升高，兼有 LDHs 升高者

可提示心源性休克或心力衰竭引起继发性肝损伤。由于 LDH 同工酶试剂较为昂贵,曾用 α-羟丁酸脱氢酶来诊断,实际上是用 α-酮丁酸为底物测 LDH 活性,其灵敏度和专一性略高于 LDH,总活性不及 LDH_1 同工酶。

4.CK 同工酶　肌酸激酶具有 3 种同工酶,即 CK-BB、CK-MB、CK-MM,CK-MB 是至今为止诊断心肌梗死最佳的血清酶指标。人体各组织除腓肠肌外,只有心肌含有较高的 CK-MB,可达 40％以上,故此同工酶对诊断心肌梗死的特异性可高达 100％。心梗发生时,血清 CK-MB 可增高 10～25 倍,超过 CK 总活力增高的倍数(10～12)倍。其他组织也有 CK-MB,如肌肉疾病、中毒性休克、创伤、脑血管意外、甲状腺功能低下、急性酒精/CO 中毒、急性精神病甚至分娩初期都可见 CK-MB 升高。不过在这些非心肌梗死疾病中,血清 CK-MB 占总 CK 的百分比平均为 2.5％～7.5％(正常人＜2％),均低于心梗的 7.5％～19.5％(MB 占总 CK 的百分比因测定方法不同而差别很大)。

5.GPT、GOT、LDH、CK 及其同工酶在心肌梗死后的时相变化急性心肌梗死发生后,心肌的损伤是一个渐进的过程,因此血清酶活性的升高有一个延缓期,与梗死区的大小、酶从受损心肌释出的速度以及酶在血液中稀释和破坏程度有关。见(表 3-1)。

表 3-1　GPT、GOT、LDH、CK 及其同工酶在心肌梗死后的时相变化

酶	延缓期(h)	高峰期(h)	维持时间(d)	增高倍数
CK-MB	3～8	16～24	1～4	20
总 CK	4～10	20～30	3～6	10
GOT	4～10	20～30	3～6	1
LDH	6～12	30～60	7～14	6
GOTm	8～24	48	8	4
γ-GT	48～96	192～240	25～30	3

CK-MB 的延缓期较短,为 3～8h;GOT 和总 CK 为 4～10h,而

LDH(包括 LDH_1)为 6～12h。线粒体中的 GOTm 因难以释出,延缓期可长至 8～24h。以上各种血清酶的活力均在一定时间后达峰值。CK-MB 的峰值通常是在心肌梗死后 16～24h;CK 总活力和 GOT 稍后,为 20～80h;而心肌特异的 LDH_1 及 LDH 总活力需 30～60h 才达高峰,GOTm 与 LDH 达到峰值的时间相仿。然而,上升较快的血清酶,其维持较高的时间也较短,CK-MB 只有 1～4d,总 CK 和 GOT 为 3～6d,LDH 可维持 7～14d,GOTm 约 8d。

上述情况表明:在心肌梗死的晚期可见血清 γ-GT 升高,发生率约 50%,机制不明。过去曾认为这是心肌修复的结果。但不论是正常心肌或修复心肌均不含有 γ-GT,故有人认为是肝继发性损害而致肝中的 γ-GT 释出所致。但血中 γ-GT 的活性又和肝的临床表现和其他肝功能试验不相平行,故血清 γ-GT 的增高机制还有待于研究。

(五)心肌酶谱

因为实验室诊断指标的特殊性,对于灵敏度和特异性不高的指标,常根据临床诊断的需要和相关指标的特点进行适当的组合,以便提供较为准确和全面的临床信息,一般来说根据各个医院的情况和出发点不同,所以制定的心肌酶谱也不全相同但原理差不多。CK-MB 是诊断 AMI 的金标准,是心肌酶谱的核心,但是因 CK-MB 生物半寿期较短,对于一些临床症状不明显的患者可能错过捕获期,而 LDH 在血液中持续时间长并且自身就能反映心肌的损伤,因此与 CK-MB 配合更能提高诊断效率。当然,LDH 的同工酶更好,但费用较高,故也可用 α 羟丁酸脱氢酶代替。虽然 CK-MB 的特异性比较高,但毕竟不是绝对特异,骨骼肌中的含量也不少,对于缺乏临床症状的亚临床型骨骼肌疾病患者,有心肌梗死发生时,就会为诊断带来一定困难。故有人建议,由于心肌内 GOT 的含量高出骨骼肌很多而 CK 较骨骼肌低 4 倍,可以用 CK/GOT 来鉴别以提高诊断特异性,同时这两种酶本身也能反映心肌梗死的发生,也可提高诊断灵敏度。测定 GOTm 虽然不能对诊断有帮助,但因其本身的生物学特性对临床的预后判断有很大帮助。总之正确和有效的使用心血酶谱可以为临床带来很大的便利。

第六节 电解质和无机微量元素

电解质包括血清钾(K^+)、钠(Na^+)、氯(Cl^-)、钙离子(Ca^{2+})和总二氧化碳(TCO_2);无机微量元素包括磷(P)、镁(Mg)、锌(Zn)、铜(Cu)、铁(Fe)等。

一、血清钾

钾在参与蛋白质和糖的代谢,维持心肌和神经肌肉正常的应激性,维持酸碱平衡等方面起重要作用。

【英文缩写】 K。

【参考值】 $3.5 \sim 5.5mmol/L$。

【影响因素】

1.防止标本溶血,红细胞内钾浓度是血清中20倍,轻微溶血即可严重干扰测定结果。

2.含钾离子的抗凝剂、柠檬酸钠、草酸盐及EDTA等均可影响测定结果。

3.测定用的器皿必须用去离子水冲洗干净,不得有离子污染。

4.肾上腺素、四环素、新霉素、螺内酯、去氧皮质酮、肝素、苯乙双胍、环磷酰胺等可使血钾测定结果升高。

5.呋塞米、依他尼酸、醛固酮、双氢氯噻嗪、环噻嗪、泼尼松、去氧皮质酮、糖皮质激素、氢化可的松、胰岛素等可使血钾测定结果降低。

6.抽血过程中,反复握拳可使血钾升高,止血带使用时间过长,可使得静脉旁细胞受损,钾离子渗出到血浆,使钾测定结果升高。

【临床意义】

1.病理性降低

(1)钾的摄入不足,如饥饿、营养不良、吸收不良。另外,严重感染、败血症、消耗性疾病、心力衰竭、肿瘤等疾病的晚期以及手术后长期禁食等也可导致钾摄入不足。

(2)钾的过度丢失,如严重的呕吐、腹泻及胃肠引流等。

(3)钾的细胞内转移,如家族性周期性四肢麻痹、肌无力症、给予大量葡萄糖等。

(4)肾上腺皮质功能亢进,如库兴综合征、醛固酮增多症。

(5)肾脏疾病:如急性肾功能衰竭的多尿期,肾小管酸中毒。

(6)碱中毒。

(7)药物作用:长期使用大量肾上腺皮质激素,如可的松、地塞米松等;使用利尿剂;大剂量注射青霉素。

2.病理性升高

(1)肾脏功能障碍。

(2)细胞内钾的移出:如重度溶血反应、组织破坏、灼伤、运动过度、注射高渗盐水或甘露醇使细胞脱水。

(3)肾上腺皮质功能减退,即阿狄森病。

(4)组织缺氧:如急性支气管哮喘发作、急性肺炎、中枢或末梢性呼吸障碍、休克及循环衰竭、全身麻醉时间过长。

(5)酸中毒。

(6)含钾药物及潴钾利尿剂的过度使用,如注射大剂量青霉素钾或长期应用安体舒酮、氨苯蝶呤等。

【采血要求及注意事项】 空腹 12h 取静脉血。

二、血清钠

钠的生理功能是维持体内的电解质平衡、酸碱平衡和渗透压平衡,当血清钠的含量发生变化时,体内这些平衡就会被打破,出现病态。

【英文缩写】 Na。

【参考值】 135～145mmol/L。

【影响因素】

1.标本勿溶血。

2.含钠离子的抗凝剂、柠檬酸钠、草酸盐及 EDTA 等均可影响测定结果。

3.测定用的器皿必须用去离子水冲洗干净,不得有离子污染。

4.糖皮质激素、氢化可的松、皮质类固醇、醛固酮、黄体酮、雌激素、四环素、甲基多巴等可使测定结果升高。

5.依他尼酸、甘露醇、呋塞米、氯丙嗪等利尿药可使测定结果降低。

【临床意义】

1.*病理性降低* 血清钠低于 130mmol/L 时为低血钠症,最低可达 100mmol/L,常见于:

(1)胃肠道失钠,如幽门梗阻、呕吐、腹泻,胃肠道、胆道、胰腺术后,造瘘或引流等。

(2)尿中钠排出增多,原因有:①肾小管重吸收功能减低;②肾上腺皮质功能不全,如阿狄森病;③糖尿病;④使用利尿剂后;⑤大量注射盐水后。

(3)皮肤失钠:大面积烧伤、创伤或出汗。

(4)钠的摄入量不足,如饥饿、营养不良、低盐疗法等。

(5)酸中毒。

2.*病理性增高* 血清钠超过 145mmol/L 为高血钠症,常见于:

(1)肾上腺皮质功能亢进,如库欣综合征、原发性醛固酮增多症。

(2)高渗性脱水症。

(3)脑性高血钠症,如脑外伤、脑血管意外、垂体肿瘤等。

(4)钠进量过多,如注射高渗盐水或进食过量钠盐且伴有肾功能失常时。

(5)潴钠性水肿,常见于心脏病、心力衰竭、肝硬化、肾病等。

【采血要求及注意事项】 空腹 12h 取静脉血。

三、血清氯

氯的主要生理功能与钠相同,即维持体内的电解质、酸碱平衡和渗透压平衡。

【英文缩写】 Cl。

【参考值】 96~108mmol/L。

【影响因素】

1.测定用的器皿必须用去离子水冲洗干净,不得有离子污染。

2.取血后迅速分离血浆或血清,以避免因血浆中 HCO_3 与红细胞内 Cl^- 发生交换而使测定结果偏高。

3.利尿药可使 Cl^- 测定结果降低。

4.氢氯噻嗪可使 Cl^- 测定结果升高。

【临床意义】

1.病理性降低

(1)体内氯化物丢失过多:①严重的呕吐、腹泻、胃肠道引流;②糖尿病酸中毒;③慢性肾功能衰竭;④失盐性肾炎;⑤阿狄森病。

(2)摄入氯化物过少:①出汗过多,未补充食盐;②慢性肾炎,长期忌盐饮食后;③心力衰竭,长期限盐并大量利尿后。

2.病理性升高

(1)体内氯化物排出减少:①泌尿道阻塞、急性肾小球肾炎无尿者;②肾血流量减少,如充血性心力衰竭。

(2)摄入氯化物过多。

(3)换气过度所致的呼吸性碱中毒。

(4)高钠血症脱水时。

【采血要求及注意事项】 空腹12h取静脉血。

四、血清钙

钙主要存在于人体的骨骼和牙齿中,细胞外液中含量很少,但对维持正常的神经肌肉应激性、腺体分泌以及一些酶系统的活性,特别在血凝过程中起重要作用。血钙浓度通过骨骼、肾脏和肠道之间进行调节,同时,甲状旁腺素(升高血钙),降钙素(降低血钙)和1,25-双羟维生素D_3参与调节,当骨骼和细胞外液钙的动态平衡被破坏时,就呈现出病态。

【英文缩写】　Ca。

【参考值】　成人:2.03～2.54mmol/L(8.1～10.2mg/dL);儿童:2.25～2.67mmol/L(9.0～10.7mg/dL)。

【影响因素】

1.使用血清或肝素抗凝血浆标本,不能使用钙螯合剂(如 EDTA)及草酸盐做抗凝剂的标本。

2.血清总钙受蛋白浓度影响,血清蛋白异常时,需校正。

3.在使用离子选择电极测定离子钙时,为保证电极的稳定性,离子钙分析仪需 24h 开机。

4.样品采集后应尽快测定,否则样品 pH 易发生变化,血清 pH 每增加 0.1,离子钙降低 0.1mmol/L。

5.在治疗中使用维生素 D、葡萄糖酸钙、双氢氯丙嗪、雄性激素、雌激素、黄体酮、己烯雌酚、睾酮等药物可使测定结果偏高。

6.使用苯妥英钠、苯巴比妥、利尿药、硫酸钠等药物可使测定结果偏低。

【临床意义】

1.病理性增高。多见于甲状旁腺功能亢进、维生素 D 过多、多发性骨髓瘤、肿瘤广泛骨转移、阿狄森病、结节病。

2.病理性降低。多见于甲状旁腺功能减退、佝偻病、软骨病、吸收不良性低血钙、慢性肾炎、尿毒症、大量输入柠檬酸盐抗凝血后。

【采血要求及注意事项】　空腹 12h 取静脉血。

五、总二氧化碳

血清或血浆中的 TCO_2 主要以 3 种化学形式存在：溶解的 CO_2（3%）、血浆蛋白的氨基甲酰衍生物（33%）和碳酸氢根离子（HCO_3^-，64%），碳酸和碳酸根离子 CO_3^{2-} 含量很少。目前测定总二氧化碳的方法主要有 CO_2 电极法和酶法。

【英文缩写】 TCO_2。

【参考值】 $21\sim31mmol/L$。

【影响因素】

1.标本采集过程中应注意无菌，严格隔绝空气，最好使用玻璃注射器。

2.标本必须抗凝，抗凝不佳，将会影响测定并会堵塞电极或仪器的通道，常用肝素作抗凝剂。

3.血标本采集后应立即送检，因血液中含有可呼吸的活性细胞，即使在与空气隔绝情况下，血液中细胞仍进行代谢。

4.如不能立即送检，标本应存放在 $0\sim4℃$ 冰箱中，存放时间不应超过 30min。

【临床意义】 TCO_2 降低见于代谢性酸中毒或呼吸性碱中毒；TCO_2 增高见于代谢性碱中毒和呼吸性酸中毒。

【采血要求及注意事项】 空腹 12h 取静脉血。

1.标本可用血清或肝素抗凝血浆。

2.虽然可以用 TCO_2 数据去诊断和检测患者的酸碱状态，但这种信息远不如完整的血气分析有价值，而且在复合型酸碱失衡时，仅查 TCO_2 是不能确切反映病情的，故更注重血气分析。

六、血清无机磷

人体内的磷大部分存在于骨骼中，其余在软组织和细胞内，体内许多重要物质都含有磷，在酸碱平衡中，磷酸盐也具有重要的作用。

【英文缩写】　P。

【参考值】　成人：0.97～1.62mmol/L（3.0～5.0mg/dL）；儿童：1.45～2.10mmol/L（4.5～6.5mg/dL）。

【影响因素】

1.黄疸和脂血标本应做标本空白。

2.溶血标本会使结果偏高，不宜采用。

3.使用四环素、甲氧西林、雄激素、合成类固醇、维生素D等药物可引起血磷增高。

4.吩噻嗪、甘露醇、口服避孕药可使血磷测定结果降低。

【临床意义】

1.病理性升高　多见于甲状旁腺功能减退、假性甲状旁腺功能减退、维生素D过多、肾功能不全或衰竭、尿毒症或慢性肾炎晚期、多发性骨髓瘤、骨折愈合期。

2.病理性降低　多见于甲状旁腺功能亢进、佝偻病或软骨病、糖利用增加或患胰腺瘤、肾小管变性病变、乳糜泻。

【采血要求及注意事项】　空腹12h取静脉血。

七、血清镁

在许多生理化学过程中，镁都参与反应并占重要地位，如是多种酶的激活剂，是人类的遗传物质核酸所必需的元素，也是维持正常神经功能和肌肉功能的重要元素。测定血清镁可知体内是否缺镁。

【英文缩写】　Mg。

【参考值】　成人：0.70～1.15mmol/L（1.70～2.79mg/dL）；儿童：0.60～0.78mmol/L（1.46～1.89mg/dL）。

【影响因素】

1.污染的玻璃器皿最容易影响测定，建议使用一次性聚乙烯试管。

2.因红细胞内含镁量较高，故溶血标本有干扰。

3.不能采用含有枸橼酸盐、草酸盐、乙二胺四乙酸二钠等能与镁结合的抗凝剂。

4.大量使用维生素、长期服用皮质激素、大量使用利尿药等可使血清镁降低。

【临床意义】

1.病理性升高

(1)肾脏疾病,如慢性肾炎少尿期、尿毒症、急性或慢性肾功能衰竭等。

(2)内分泌疾病,如甲状腺功能减退症、甲状旁腺功能减退症、阿狄森病、未治疗的糖尿病昏迷等。

(3)其他疾病,如多发性骨髓瘤、严重脱水症、关节炎、急性病毒性肝炎、阿米巴肝脓肿、草酸中毒等。

(4)镁制剂中毒。

2.病理性降低

(1)消化道丢失,如慢性腹泻、吸收不良综合征、肠道或胆道瘘管等。

(2)内分泌疾病,如甲状腺功能亢进、甲状旁腺功能亢进、原发性醛固酮增多症以及长期使用皮质激素治疗后。

(3)用利尿剂治疗而未及时补充镁。

(4)其他疾病,如急性胰腺炎、晚期肝硬化、急性心肌梗死、急性酒精中毒等。

【采血要求及注意事项】　空腹12h取静脉血。

八、血清锌

锌是细胞生长和繁殖以及许多酶的活性所必需的微量元素之一,体内缺锌将影响物质代谢及各脏器功能的发挥,影响细胞生长分裂。测定血清锌可知体内是否缺锌。

【英文缩写】　Zn。

【参考值】　$70\sim115\mu g/dL$。

【影响因素】

1.由于红细胞含锌比血浆高,故应尽快分离血清,及时测定。

2.橡胶制品含锌较高,故检验容器不可用橡胶制品。

3.所用器皿必须经10％硝酸或盐酸浸泡过夜,洗净备用。建议使用一次性聚乙烯试管。

4.整个过程严格防止锌污染。

5.比色杯尽可能专用,以免污染影响测定结果。

6.加入显色剂后,应在30min内完成测定。显色剂试液在低温时会浑浊,37℃水浴5min即会澄清,否则会影响测定结果。

7.口服避孕药可使锌测定结果偏低。

【临床意义】

1.病理性降低　见于严重烧伤、发热、营养不良、味觉障碍、生殖功能减退、肝硬化、酒精性肝损伤、肾功能不全、皮质类固醇治疗、肢端皮炎、肺癌等。

2.病理性升高　见于创伤、溶血性贫血、红细胞增多症、嗜酸性粒细胞增多症和甲状腺功能亢进等。

【采血要求及注意事项】　空腹12h取静脉血。

九、血清铜

铜是人体的必需微量元素之一,它可以和蛋白质结合形成铜蛋白,具有保护细胞的功能;铜还是某些酶的组成部分或激活剂。血浆中的铜大部分与球蛋白结合形成铜蓝蛋白,对红细胞的生成具有重要作用。测定血清铜可知体内是否缺铜。

【英文缩写】　Cu。

【参考值】　成年男性:$11.00 \sim 25.00 \mu mol/L(70 \sim 140 \mu g/dL)$;成年女性:$12.59 \sim 24.39 \mu mol/L(80 \sim 155 \mu g/dL)$;新生儿:$1.89 \sim 10.54 \mu mol/L(12 \sim 67 \mu g/dL)$;3～10岁:$4.25 \sim 24.08 \mu mol/L(27 \sim 153 \mu g/dL)$。

【影响因素】

1.送检标本应避免溶血。

2.三碘酪胺、女性激素、口服避孕药等可使血清铜升高;饮用大量牛奶、口服锌制剂可使血清铜降低。

3.所用器皿必须经 10% 硝酸或盐酸浸泡过夜,洗净备用。建议使用一次性聚乙烯试管。

4.比色杯尽可能专用,以免污染影响测定结果。

【临床意义】

1.*病理性降低*

(1)肝豆状核变性(Wilson 病):因体内 α 球蛋白缺乏,血清结合铜的能力降低,使游离铜进入组织沉积。

(2)Menke 卷发综合征:先天性肠道吸收铜障碍,铜在组织中分布不平衡,血清、尿、肺、毛发、脑和肝中含量低,肾、脾、十二指肠、胰的含量高,肾皮质铜的含量特别高。

(3)低蛋白血症:如恶性营养不良、吸收不良、肾病综合征等。

(4)其他疾病:如婴儿口炎性腹泻、婴儿自发性低蛋白症、烧伤等。

2.*病理性升高*

(1)急性和慢性感染,急性和慢性白血病等。

(2)肿瘤,如淋巴瘤、霍奇金病等。

(3)贫血,如再生障碍性贫血、恶性贫血、缺铁性贫血、镰刀状红细胞性贫血、地中海性贫血等。

(4)其他疾病,如血红蛋白沉着症、甲状腺功能亢进、系统性红斑狼疮等。

【采血要求及注意事项】　空腹 12h 取静脉血。

十、血清铁

铁是人体的必需元素,具有生理活性的铁除以血浆的转铁蛋白形式存在外,主要以血红素的形式存在,因此,缺铁会引起贫血。测定血清铁可诊断缺铁性贫血。

【英文缩写】　Fe。

【参考值】　成年男性：$11.0\sim32.0\mu\text{mol/L}(61\sim167\mu\text{g/dL})$；成年女性：$9.0\sim27.0\mu\text{mol/L}(50\sim150\mu\text{g/dL})$；儿童：$9.0\sim32.2\mu\text{mol/L}(50\sim180\mu\text{g/dL})$；老年：$7.2\sim14.4\mu\text{mol/L}(40\sim80\mu\text{g/dL})$。

【影响因素】

1.标本避免溶血。

2.血清铁含量有昼夜波动，早上最高，然后逐渐降低，午夜时最低，因此标本最好固定时间进行采集。

3.右旋糖酐、口服避孕药和铁剂可使测定结果升高。阿司匹林、考来烯胺（消胆胺）、糖皮质激素、促肾上腺皮质激素和肾上腺素可使结果降低。

4.测定所用玻璃器皿必须用 10% 盐酸浸泡 24h，再用去离子水冲洗干净烘干方可使用，防止因污染而影响测定结果。

5.比色杯专用，建议使用一次性塑料器皿。

【临床意义】

1.病理性增高

(1)红细胞破坏增多，如溶血性贫血。

(2)红细胞再生或成熟障碍性疾病，如再生障碍性贫血、巨幼红细胞性贫血等。

(3)铁的利用率降低，如铅中毒或维生素 B_6 缺乏引起的造血功能减退。

(4)贮存铁释放增加，如急性肝细胞损害、坏死性肝炎等。

(5)铁的吸收率增加，如血液色素沉着症、含铁血黄素沉着症、反复输血治疗或肌肉注射铁剂引起急性中毒症等。

2.病理性降低

(1)机体摄取不足，如营养不良、胃肠道病变、消化性溃疡、慢性腹泻等。

（2）机体失铁增加,如失血,包括大量和隐性失血,特别是肾炎、肾结核、阴道出血、溃疡病等,泌尿生殖道和胃肠道的出血。

（3）体内铁的需要增加又未及时补充,如妊娠、婴儿生长期等。

（4）体内贮存铁释放减少,如急性和慢性感染、尿毒症等均可引起铁释出减少。

（5）某些药物治疗,如促肾上腺皮质激素或肾上腺皮质激素、大剂量的阿司匹林、消胆胺等。

【采血要求及注意事项】　空腹 12h 取静脉血。

十一、血清铅

【英文缩写】　Pb。

【参考值】　儿童 $<1.45\mu$mol/L;成人 $1.93\sim4.83\mu$mol/L。

【影响因素】

1.标本避免溶血。

2.测定过程中防止铅污染。

3.血清铅水平在铅中毒后的早期过程中升高。

【临床意义】

1.铅是一种具有神经毒性的重金属元素,其理想浓度为零,主要经呼吸道、消化道和皮肤吸收,入血后随血流分布到全身各器官和组织。铅在人体内无任何生理功用。

2.铅增高主要见于铅中毒,目前认为铅中毒机制中最重要的是卟啉代谢紊乱,使血红蛋白的合成受到障碍。铅还可致血管痉挛,又可直接作用于成熟红细胞,引起溶血;可使大脑皮质兴奋和抑制的正常功能紊乱,引起一系列神经系统症状。由于铅对机体的毒性作用涉及多个系统和器官且缺乏特异性,所以临床表现复杂,如易激惹、抽搐、反复腹痛、反复呕吐、小细胞低色素性贫血、氨基尿、糖尿等,主要累及神经、血液、造血、消化、泌尿和心血管系统。

3.铅降低见于心肌梗死,可出现于发病后的几天内。

第七节　胰腺功能

胰腺功能主要检测项目有血清淀粉酶、尿淀粉酶以及血清脂肪酶。

一、血清胰淀粉酶

该测定项目主要用于诊断急性胰腺炎。

【英文缩写】　P-AMY。

【参考值】　＜200U/L。

【影响因素】

1.口服避孕药、磺胺、噻嗪利尿药、氨甲酰、甲基胆碱、可待因、吗啡、麻醉药、止痛药等可使测定结果偏高。

2.草酸盐、枸橼酸盐、依他酸二钠及氟化钠等抗凝剂可抑制 AMY 活性,使测定结果偏低。肝素对 AMY 无抑制作用。

3.唾液含高浓度淀粉酶,须防止带入。

【临床意义】　病理性升高见于:

1.急性胰腺炎。腹痛 3～6h 后开始升高,20～30h 达高峰,3～4d 内恢复正常。

2.溃疡性穿孔、急性腹膜炎、肠梗阻等可中度升高。

3.慢性胰腺疾病可轻度升高。

【采血要求及注意事项】　无特殊要求。

二、尿淀粉酶

【英文缩写】　UA-MY。

【参考值】　100～800U/L。

【临床意义】

1.病理性升高。多见于急性胰腺炎、胰管阻塞、胰腺癌、胰腺损伤、急性胆囊炎、胃溃疡、腮腺炎等。以上疾病时,往往患者的血清淀粉酶与尿中淀粉酶同时升高。

2.病理性降低。主要见于重症肝炎、肝硬化、糖尿病等。

3.巨淀粉酶血症时,尿淀粉酶正常,但血清淀粉酶明显升高。

【采血要求及注意事项】　无特殊要求。

二、血清脂肪酶

脂肪酶是分解脂肪的酶,临床上测定血清脂肪酶主要为了诊断急性胰腺炎。

【英文缩写】　PLPS。

【参考值】　＜190U/L。

【影响因素】

1.测定标本可用血清或肝素抗凝血浆,但不能用依他酸(EDTA)抗凝的血浆,因对测试有干扰。

2.抽血后 4h 内分离血清或血浆,20～25℃可稳定 24h,4℃可稳定 5d。

3.胆红素可增加此酶活性,故黄疸标本可使测定结果偏高。

4.血红蛋白可抑制脂肪酶活性,故溶血标本可使测定结果降低。

【临床意义】　病理性升高见于:

1.急性胰腺炎:可持续升高 10～15d。

2.胰腺癌和胆管炎时也常常增高。

3.脂肪组织破坏时如骨折、软组织损伤手术后可轻度增高。

4.个别慢性胰腺炎、肝癌、乳腺癌的患者也增高。

【采血要求及注意事项】　无特殊要求。

第四章 临床免疫学检验

【免疫室检测项目】

1.细胞免疫项目 T 细胞亚群(Tc)、HLA-B$_{27}$、自然杀伤细胞(NK细胞)。

2.体液免疫项目 免疫球蛋白(IgG、IgA、IgM)、补体 C$_3$、补体 C$_4$。

3.自身免疫相关检测项目 类风湿因子(RF)、抗链球菌溶血素"O"(ASO)、C 反应蛋白(CRP)、抗核抗体(四项 ENA)、抗核抗体(荧光法 ANA)。

4.感染免疫项目 艾滋病初筛试验(HIV)、肺炎支原体抗体(MP)、甲肝(HAV)、乙肝五项(HBV)、丙肝抗体/丙肝 RNA(抗-HCV/HCV-RNA)、乙型肝炎病毒 DNA(HBV-DNA)。

5.生殖免疫检测 优生四项(风疹病毒,单纯疱疹病毒 1/2,巨细胞病毒,弓形虫);生殖抗体五项(抗卵细胞透明带抗体,抗子宫内膜抗体,抗精子抗体,抗卵巢抗体,抗 HCG 抗体)。

第一节 细胞免疫检测

一、T 淋巴细胞检查

【英文缩写】 Tc 亚群。

【参考范围】 CD$_3^+$ T 细胞,60%～80%;CD$_4^+$ T 细胞,35%～55%;

CD_8^+ T 细胞,20%～30%;CD_4^+ T 细胞/CD_8^+ T 细胞比值,1.2%～2.1%。

【影响因素】

1.标本最好用 EDTA 抗凝,其次用肝素。

2.标本要新鲜采集,不能发生凝血。

3.制备细胞悬液时,使用标准溶血剂以使红细胞充分溶解。

4.血液采集后,应尽快进行免疫荧光染色和固定,最迟不能超过 6h。

5.标记后的细胞应尽快上机检测,最迟不能超过 72h。

【临床意义】

1.CD_3^+ T 细胞降低见于免疫缺陷性疾病,如 AIDS、联合免疫缺陷病等,亦见于恶性肿瘤、系统性红斑狼疮、采用放疗及化疗或应用免疫抑制剂等。CD_3^+ T 细胞升高见于甲状腺功能亢进、慢性淋巴细胞性甲状腺炎、重症肌无力、中度病毒性肝炎及器官移植后的排斥反应等。

2.CD_4^+ T 细胞降低见于某些病毒感染性疾病,如 AIDS、巨细胞病毒感染、全身麻醉、严重创伤及应用免疫抑制剂等。CD_4^+ T 细胞升高见于类风湿关节炎活动期。

3.CD_8^+ T 细胞减低见于类风湿关节炎、重症肌无力、2 型糖尿病、膜性肾小球肾炎等;CD_8^+ T 细胞升高见于传染性单核细胞增多症、巨细胞病毒感染、慢性乙肝病毒感染等。

4.CD_4^+ T 细胞/CD_8^+ T 细胞比值降低见于 AIDS(常＜0.5)、恶性肿瘤进行期和复发时,亦可见于传染性单核细胞增多症、巨细胞病毒感染等。升高见于类风湿关节炎活动期、系统性红斑狼疮、多发性硬化病、重症肌无力、膜性肾小球肾炎等。器官移植后 CD_4^+ T 细胞/CD_8^+ T 细胞比值动态升高,预示可能发生排斥反应。

【采血要求及注意事项】

早上空腹抽取静脉血 2mL,加 EDTA 防凝。

二、强直性脊柱炎检测

【英文缩写】　HLA-B27。

【参考范围】　健康人呈阴性。

【影响因素】　BD 建议在每一次测试样本前,同批处理一个已知 HLA-B27 阳性和 HLA-B27 阴性的样本,作为测试系统的质控品。同时要求:①获取的细胞中至少有 2％为 T 淋巴细胞,以保证软件能够识别;②CD_3^+ 和 CD_3 细胞群要能清楚分开,软件能够识别。

【临床意义】　HLA-B27 抗原的表达与强直性脊椎炎有高度相关性,超过 30％的强直性脊椎炎患者其 HLA-B27 抗原表达为阳性,普通人群中仅 5％～10％为阳性,而强直性脊椎炎由于症状与许多疾病相似而难以确诊,因此 HLA-B27 的检测在病情的诊断中有着重要意义。此外,许多其他的疾病与 HLA-B27 抗原的表达有或多或少的相关性,比如 Reiter's 综合征,HLA-B27 阳性率为 70％～90％;银屑病性关节炎,HLA-B27 阳性率为 50％～60％;葡萄膜炎,HLA-B27 阳性率为40％～50％。因此 HLA-B27 的检测在这些疾病的诊断中是一个非常有价值的指标。

【采血要求及注意事项】　早上空腹抽取静脉血 2mL,加肝素防凝。

三、自然杀伤细胞

【英文缩写】　NK。

【参考范围】　7.0％～25.0％。

【影响因素】　同 T 淋巴细胞亚群。

【临床意义】　NK 细胞通过自然杀伤和 NDCC 发挥的细胞毒作用,在机体抗病毒感染、免疫监视中起重要作用。如超出正常范围提示体内免疫力异常。

【采血要求及注意事项】　早上空腹抽取静脉血 2mL,加肝素防凝。

第二节　体液免疫检测

一、免疫球蛋白

【英文缩写】　IgG、IgA、IgM。

【参考范围】　IgG：7. 23 ～ 16. 85g/L；IgM：0. 63 ～ 2. 77g/L；IgA：0.69～3.82g/L。

【影响因素】

1.标本不应有脂血、溶血、黄疸。

2.一般采用成品试剂盒进行检测，要注意试剂盒质量；抗原与抗体的比例合适，防止 HOOK 效应的发生；各种器皿如比色杯等要清洁。

3.实行标准化操作，各种实验条件一旦确定不应轻易改变，同时要加质控品以保证结果准确可靠。

【临床意义】

1.免疫球蛋白偏高见于各种慢性感染、慢性肝炎、肝癌、淋巴瘤及某些结缔组织病，如系统性红斑狼疮、类风湿关节炎等；IgG、IgA 偏高主要见于免疫增殖性疾病，如分泌型多发性骨髓瘤；IgM 偏高见于原发性巨球蛋白血症。

2.免疫球蛋白偏低见于先天性和获得性体液免役缺陷病及长期应用免疫抑制剂的患者。

【采血要求及注意事项】　早上空腹抽取静脉血 3mL，自凝，送检。

二、C_3、C_4

【英文缩写】　C_3、C_4。

【参考范围】　C_3：0.85～1.93g/L；C_4：120.0～360.0mg/L。

【影响因素】

1.在补体测定中标本采集与保存极为重要，即待检标本要新鲜。一般静脉取血后,置室温 1h 使血液凝固,分离血清后最好 2h 之内检测完毕,否则应尽快置－20℃保存,避免反复冻溶,以防补体活性降低。

2.补体活性不甚稳定,56℃ 30min、剧烈振荡、酸碱、乙醇、乙醚、肥皂、蛋白酶等均可使其灭活,因此检测所用器皿要洁净并呈中性。

【临床意义】

1.C_4 增高。风湿热的急性期、阻塞性黄疸、糖尿病、急性痛风、甲状腺炎、结节性周围动脉炎、皮肌炎、心肌梗死、多发性关节炎等。多发性骨髓瘤患者 C_4 水平比正常人高出 8 倍左右。

2.C_4 减少。慢性活动性肝炎、系统性红斑狼疮、多发性硬化症、类风湿关节炎、IgA 肾病、过敏性疾患中的外源性哮喘、恶性疟疾。补体 C_4 偏高见于各种急性炎症补体成分作为急性期反应物,偏低见于急、慢性肾小球肾炎,自身免疫性溶血。

3.C_3 偏高见于急性时反应蛋白,在各种急性炎症、传染病早期、某些恶性肿瘤(以肝癌最明显)患者及排异反应时增高。

4.C_3 偏低可作为肾脏病鉴别诊断。如 70％以上的急性肾小球肾炎患者(病程≤6 周)血清 C_3 减少,这对一些轻型、不典型急性肾炎的诊断有帮助;85％以上的链球菌感染后肾炎患者血清 C_3 下降,而病毒性肾炎患者则 85％以上的病例血清 C_3 含量正常,这有助于肾炎的病因鉴别;78％的狼疮性肾炎患者血清 C_3 偏低。

【采血要求及注意事项】　早上空腹抽取静脉血 3mL,自凝。

第三节　自身免疫相关检测

一、抗链球菌溶血素"O"、类风湿因子、C反应蛋白

【英文缩写】　ASO、RF、CRP。

【参考范围】　ASO:0.00～125.00IU/mL;RF:0.0～20.0IU/mL;CRP:0.00～8.00mg/L。

【影响因素】

1.标本不宜污染。

2.如不能及时处理,应冷冻保存。

【临床意义】

1.ASO 偏高见于 A 族溶血性链球菌感染及感染后免疫反应所致的疾病,如急性肾小球肾炎、肝炎、结缔组织病、结核病、高胆固醇血症、巨球蛋白血症、多发性骨髓瘤等。

2.类风湿因子偏高多见于风湿性关节炎,且某些结缔组织病如系统性红斑狼疮、硬皮病、皮肌炎,其他如风湿活动、肝硬化等也可使 RF 偏高。

3.CRP 升高可见于各种急性化脓性感染、菌血症、组织坏死、恶性肿瘤、结缔组织病和风湿热急性期或有活动时等。

【采血要求及注意事项】　早上空腹抽取静脉血 3mL,自凝。

二、抗核抗体

【英文缩写】　ANA。

【参考范围】　健康人呈阴性。

【影响因素】

1.ELISA 法影响因素较多,标本要防止溶血,因红细胞中含有过氧化物酶,红细胞裂解后造成标本溶血,过氧化物酶释放于血清中,与试剂中的辣根过氧化物酶作用相似,易造成假阳性。

2.要注意 HOOK 效应,即标本含量过高时,由于抗原—抗体比例不合适,易出现假阴性结果。

3.抗心律失常药物,如普鲁卡因以及胺肼苯达嗪、异烟肼、苯妥英钠、保泰松等药物可引起假阳性。

4.洗涤次数要适当,防止洗涤不彻底致假阳性或洗涤过多致假阴性;严格按照试剂盒说明书要求进行操作。

【临床意义】

ANA 是以真核细胞核成分为靶抗原的自身抗体的总称,无种属特异性和器官特异性。由于 ANA 的核抗原不同,从而产生针对细胞核多种成分的抗体,目前至少有 4 种类型:核蛋白抗体(即红斑狼疮生成因子)可引起红斑狼疮细胞现象,是 ANA 中最主要的一种,其相应的抗原是 DNA 与核组蛋白复合物;可溶性核蛋白抗体其相应的抗原是可溶性核蛋白;DNA 抗体其相应的抗原是 DNA;RNA 抗体其相应抗原为 RNA。

三、抗 EAN 抗体

【英文缩写】　EAN。

【参考范围】　健康人呈阴性。

【影响因素】　标本要新鲜,取血后及时检测;所用器皿要清洁,防止蛋白酶对 EAN 的破坏。

【临床意义】

ENA 为可提取性核抗原的简称,是人或动物细胞的正常组分,主要包括 Sm、RNP、RO(SS-A)、La(ss-B)、PM-1 等 10 余种抗原。研究表明,RNP 与 Sm 抗原参与基因转录后的修饰过程,Ro 与 La 在 RNA 合成和装配中起重要作用。抗 ENA 抗体是针对核内可提取性核抗原的一种自身抗体,主要为抗 Sm 抗体和抗 RNP 抗体。抗 Sm 抗体针对的核抗原与 U1、U2、U4、U5、U6 RNP 有关,抗 RNP 抗体针对的核抗原主要与 U1 RNP 有关,一般情况下 RNP 与 Sm 抗原极难分开,具有很高的相似性,这可能因为 RNP 与 Sm 抗原代表同一大分子复合物上不同的抗原决定簇,亦可能是 RNP 与 Sm 抗原为不同分子上的交叉反应决定簇。

目前临床已将抗 ENA 抗体检测作为结缔组织病的重要诊断标准之一,蛋白质印迹法可同时检测数种多肽抗体,但与免疫电泳法比较其阳性率并无明显提高,因此 ENA 抗体阴性,不能排除某种风湿病的可能性。

1.抗 Sm 抗体主要见于 SLE 及其重叠综合征,有学者认为抗 Sm 抗体可作为 SLE 的标志性抗体;也有报道认为抗 Sm 抗体阳性的 SLE 患者雷诺现象较多见,可发生肾脏病变,预后不良;与其相反的观点是抗 Sm 抗体阳性与 SLE 活动期和肾脏损害无关,不能作为判断 SLE 及临床活动、好转和疗效的依据。

2.抗 RNP 抗体见于多种风湿病患者,SLE、类风湿关节炎、进行性全身性硬化症、皮肌炎患者阳性率为 10%～50%,但混合性结缔组织病患者阳性率可达 95%～100%,且效价很高。抗 RNP 抗体阳性的 SLE 患者雷诺现象和肿胀者较多,RF 阳性也多见,但肾脏病变少,预后较好。

3.抗 La 和抗 Ro 抗体为干燥综合征的特异性抗体;抗 Scl-70 为全身性硬皮病的标志性抗体。

四、抗中性粒细胞细胞浆抗体

【英文缩写】　ANCA。

【参考范围】　间接荧光免疫法:正常人为阴性;ELISA 法:正常人为阴性。

【影响因素】

1.参见抗核抗体测定中的间接荧光免疫法和 ELISA 法。

2.注意区别其他类型的自身抗体,如抗 Sm、抗 U1 RNA 及抗着丝点;另外,如基底细胞为非中性粒细胞,虽也出现类似的荧光着染,但并非是 ANCA,可用 ELISA 或 RIA 法加以鉴别。

【临床意义】　血管炎是以血管壁,主要是动脉发炎和坏死为基本病理改变所致的一组疾病。目前已证实 ANCA 是存在于血管炎患者血清中的自身抗体,是诊断血管炎的一种特异性指标。采用间接免疫荧光法可将 ANCA 分为胞质型(CANCA)、核周型(PANCA)和不典型(XANCA)3 种类型。

CANCA 又称为抗蛋白酶 3 抗体,主要见于魏格纳肉芽肿(WG),灵敏度为 93%～96%,特异性达 97%～99%;活动性 WG 患者在病变尚未影响到呼吸系统时,CANCA 灵敏度为 65%,当患者出现呼吸系统和肾脏损害时其灵敏度达 90% 以上。少数未治疗的活动性 WG 患者 CANCA 可呈阴性反应,但随病情发展最终将转为阳性,非活动性 WG 患者 CANCA 阳性检出率亦可达 40%。坏死性血管炎、微小多动脉炎、结节性多发性动脉炎等疾病 CANCA 也有一定检出率。

PANCA 又称为抗髓过氧化物酶抗体,进行性血管炎性肾炎、多动脉炎、Churg-Strauss 综合征和自身免疫性肝炎中 PANCA 阳性率较高,可达 70%～80%;PANCA 主要与多发性微动脉炎相关,除此之外还见于风湿性和胶原性血管炎、肾小球肾炎、溃疡性结肠炎、原发性胆汁性肝硬化等,在 WG 患者中少见。

XANCA 可见于溃疡性结肠炎、克罗恩病和原发性硬化性胆管炎等。

第四节　感染免疫检测

一、艾滋病初筛试验

【英文缩写】　HIV。

【参考范围】　健康人呈阴性。

【影响因素】　假阳性反应的原因多数尚不清楚。经验证明,一些含有针对 HLA 抗原的抗体和患自身免疫性疾病(如系统性红斑狼疮、风湿病等)、寄生虫病(如疟疾等)、其他病毒病(如病毒性肝炎等)患者以及孕妇、经常输血的患者的血清标本容易出现假阳性。越是在传染病流行率高、病种复杂的地区,发生假阳性反应的越多,这可能是由于一些传染病病原体与 HIV 某些抗原决定簇有交叉反应,在分析初筛实验结果时必须考虑到这些因素。

【临床意义】

1.HIV 筛查试验的基本程序是：①初筛试验：标本验收合格后，用初筛试剂进行抗体检测，如呈阴性反应，报告 HIV 抗体阴性；对呈阳性反应的标本，须进行重复检测。②重复检测：对初筛试验呈阳性反应的标本，用两种不同原理或不同厂家的试剂重复检测，如两种试剂复测均呈阴性反应，则报告 HIV 抗体阴性；如均呈阳性反应，或一阴一阳，需送艾滋病确认实验室进行确认。应尽可能将重新采集的受检者血液标本和原有标本一并送检。

2.HIV 感染后的临床疾病谱非常广。由于免疫功能遭受破坏，艾滋病患者易患各种机会性感染，主要的病原体有卡氏肺囊虫、鸟型分枝杆菌、CMV 等。

3.HIV 的传染源是 HIV 携带者和艾滋病患者，从其血液、精液、阴道分泌物、乳汁、唾液、脑脊液、骨髓、皮肤及中枢神经组织标本中均可分离到 HIV 病毒。传播方式主要有 3 种：①通过同性或异性间的性接触传播；②输入含 HIV 的血液或血制品、器官或骨髓移植、人工授精、静脉药瘾者共用污染的注射器及针头；③母婴垂直传播，包括经胎盘、产道或经哺乳等方式引起的传播。日常生活接触不传播 HIV，即以下行为不传播 HIV：握手、接吻、共餐，生活在同一间房或办公室，共用电话，接触门把、便具、汗液、泪液及蚊子或其他昆虫叮咬。

【采血要求及注意事项】　早上空腹抽取静脉血 3mL，自凝。

二、肺炎支原体抗体

【英文缩写】　MP。

【参考范围】　健康人呈阴性。

【影响因素】　参见抗核抗体测定中的 ELISA 法。

【临床意义】

1.抗体滴度随时间而改变，发病后 1~2 周升高，3~4 周达峰值水平，8~9 周下降。1：40 阳性提示早期感染(或旧抗体存在)；1：80 阳性提示近期感染。

2、肺炎支原体是引起非典型性肺炎最常见的病原体。支原体肺炎的发病率可占到所有肺炎病例的 20%～30%。易感对象主要是 5～19 岁的儿童和年轻人。但近年来发现 65 岁以上老年人群发生的社区获得性肺炎中有 15%是由 MP 引起的,5 岁以下的婴幼儿也可发生感染,且这些人一旦发病,症状往往更为严重。

【采血要求及注意事项】　早上空腹抽取静脉血 3mL,自凝。

三、甲型肝炎病毒检查

【英文缩写】　HAV-IgM。

【参考范围】　健康人呈阴性。

【影响因素】　参见抗核抗体测定中的 ELISA 法。

【临床意义】　HAV 属于小 RNA 病毒科,为嗜肝 RNA 病毒,在体内主要在肝细胞内进行复制,通过粪—口途径传播,多数学者认为 HAV 不存在慢性携带状态。HAV 是 20 面体球形颗粒,直径 27～28nm,无包膜,病毒颗粒立体对称,沉降系数为 156～160s,其核心为单链正股 RNA,由 7500 个核苷酸组成,核酸外面包裹 VP1、VP2、VP3、VP4 等 4 种衣壳蛋白。HAV 仅有一个血清型,因而只形成一个抗原—抗体系统,目前临床主要通过抗 HAV-IgM 和抗 HAV-IgG 对 HAV 进行检测。

血清中抗 HAV-IgM 在发病 1～2 周内出现,3 个月后滴度下降,6 个月后则不易测出,抗 HAV-IgM 阳性已被公认为是早期诊断甲型肝炎的指标。抗 HAV-IgG 出现较抗 HAV-IgM 稍晚,可长期或终身存在,抗 HAV-IgG 阳性表示既往感染,但体内已无 HAV,是一种保护性抗体,可用于检测机体或注射甲肝疫苗后是否具有对 HAV 的免疫力以及流行病学调查。

【采血要求及注意事项】　早上空腹抽取静脉血 3mL,自凝。

四、乙型肝炎检测

【英文缩写】　HbsAg、HbsAb、HbeAg、HbeAb、HbcAb。

【参考范围】　健康人呈阴性。

【影响因素】　参见抗核抗体测定中的 ELISA 法。

【临床意义】

1.表面抗原呈阳性,提示急性 HBV 感染早期,慢性 HbsAg 携带者,传染性弱。

2.表面抗体呈阳性,提示 HBV 感染后已恢复,或接受疫苗接种,体内已有足够的免疫力。

3.表面抗原、e 抗原、核心抗体呈阳性,临床为"大三阳",提示急慢性乙肝病情处于活动期,有较强的传染性。

4.表面抗原、e 抗体、核心抗体呈阳性,临床为"小三阳",提示急性 HBV 感染趋向恢复,传染性弱,长期持续易癌变。

5.表面抗原、核心抗体呈阳性,提示急性 HBV 感染,HbsAg 携带者传染性较弱,慢性迁延性肝炎。

6.表面抗体、核心抗体呈阳性,提示既往感染仍有免疫力,非典型恢复型急性 HBV 感染中后期。

7.表面抗体、e 抗体、核心抗体呈阳性,提示急性 HBV 感染后康复,近期感染过 HBV,但有免疫力。

8.表面抗体、核心抗体呈阳性,提示 HBV 感染后已恢复,有免疫力。

9.表面抗原、e 抗体呈阳性,提示急性 HBV 感染趋向恢复期,慢性 HbsAg 携带者,易转阴。

10.表面抗原、e 抗原呈阳性,提示早期 HBV 感染或慢性携带者传染性强,易转成慢性肝炎。

11.表面抗原、e 抗原、e 抗体、核心抗体呈阳性急性,提示 HBV 感染趋向恢复,慢性肝炎。

12.e 抗原呈阳性为非典型性急性感染,提示非甲非乙型肝炎。

【采血要求及注意事项】　早上空腹抽取静脉血 3mL,自凝,立即送检。

五、HBV 前 S 和抗前 S(anti-Pre-S)抗体

【英文缩写】　Pre-S。

【参考范围】　ELISA 法:阴性。

【影响因素】　参见抗核抗体测定中的 ELISA 法。

【临床意义】　Pre-S 是 HBV 外膜蛋白成分,Pre-S 第 21～第 47 位氨基酸为肝细胞膜受体,HBV 可通过此受体黏附于肝细胞膜上,而进入肝细胞。Pre-S 抗原性较强,可刺激机体产生抗 Pre-S 抗体。

Pre-S 阳性提示病毒复制活跃,具有较强传染性;抗 Pre-S 抗体是 HBV 的中和抗体,机体较早出现表示预后良好。抗 Pre-Sl 抗体阳性见于急性乙肝恢复期,提示 HBV 正在或已被清除。

六、乙型肝炎病毒 DNA

【英文缩写】　HBV-DNA。

【参考范围】　＜1000copy。

【影响因素】　PCR 技术灵敏度很高,可由于实验操作不当、实验室设置不规范、消毒处理不彻底、标本收集不符合要求等造成污染,致使结果出现假阳性。因此必须严格按照 PCR 实验室要求进行操作,采血使用一次性试管,标本室温放置不能超过 6h,所用物品必须高压灭菌等。

【临床意义】　血清 HBV-DNA 测定是评价 HBV 感染和复制最直接、最灵敏、最特异的指标,也是观察乙肝患者有无传染性最可靠的方法。血清 HBV-DNA 检测结果与乙肝五项指标的关系如下。

1.HBV-DNA 与 HBsAg:一般 HBsAg 阳性时,HBV-DNA 常阳性;在:HBsAg 含量极低采用 ELISA 法检测不出时,可能会出现

HBsAg 阴性而 HBV-DNA 阳性的情况；或是患者正处于 HBV 感染早期,机体乙肝五项标志物尚未产生,但由于 PCR 检测具有极高的灵敏度,HBV-DNA 含量很低也可检出。

2.HBV-DNA 与抗-HBs：HBV 感染恢复期抗-HBs 呈阳性,血清 HBV-DNA 一般为阴性,但少数患者特别是在肝组织 HBV-DNA 含量很高时,也可为阳性,提示体内 HBV 尚未完全被清除。

3.HBV-DNA 与 HBeAg、抗-HBe、抗-HBc：HBeAg 阳性时 HBV-DNA 几近全部为阳性；HBeAg 阴性、抗-HBe 和抗 HBc 阳性时,说明 HBV 复制减弱,其 HBV-DNA 阳性检出率仍可高达 80%,患者具有传染性。

除此之外还用于乙肝患者抗病毒药物的疗效观察、献血员筛查、血液制品及乙肝疫苗安全性评价。

【采血要求及注意事项】　早上空腹抽取静脉血 3mL,自凝。

七、丙型肝炎病毒检查(丙肝抗体、丙肝 RNA)

【英文缩写】　抗-HCV、HCV-RNA。

【参考范围】　丙肝抗体：阴性丙肝 RNA：<80copy。

【影响因素】　根据包被抗原不同所用试剂可分为第一代(抗原为 $ClOO_3^-$)、第二代(抗原包括 C 抗原、NS_3、NS_4)、第三代(抗原又增加 NS)。随着检测试剂代数的增加,特异性和灵敏度也增加,但由于 HCV 易发生变异,不同患者抗 HCV 抗体出现阳转的时间差异较大(1 个月～1 年),故抗 HCV 抗体阴性也不能排除丙型肝炎。抗 HCV-IgM 的检测影响因素较多,如球蛋白、类风湿因子等,稳定性不如抗 HCV-IgG。

【临床意义】　抗 HCV 分为抗 HCV-IgM 和抗 HCV-IgG,均为非保护性抗体,目前临床上检测的为总抗体,抗 HCV 阳性即是 HCV 感染的重要标志。抗 HCV-IgM 阳性见于急性 HCV 感染,一般持续 1～3 个月,是诊断 HCV 早期感染、病毒复制和传染性的指标,若持续阳性则提示病情易转为慢性;抗 HCV-IgG 出现晚于抗 HCVIgM,抗 HCV-IgG 阳性表示体内有 HCV 感染,但不能作为早期诊断指标,低滴度抗 HCV-IgG 提示病毒处于静止状态,高滴度提示病毒复制活跃。

【采血要求及注意事项】　早上空腹抽取静脉血 3mL,自凝。

八、丁型肝炎病毒抗原抗体测定

【英文缩写】　HDVAg 抗-HDV。

【参考范围】　ELISA 法:阴性。

【影响因素】　参见抗核抗体测定中的 ELISA 法。

【临床意义】　HDV 是一种缺陷的单股负链 RNA 病毒,呈球形,直径为 35～37nm,其复制需依赖于 HBV 的存在,包括以 HBsAg 作为外壳,核心为 HDAg 和 HDV-RNA,只有与 HBV 共存才能感染患者。HDAg 是 HDV 唯一的抗原成分,因此仅一个血清型,刺激机体所产生的抗 HDV 不是保护性抗体。临床诊断 HDV 感染主要依据为血清 HDAg、抗 HDV-IgM、抗 HDV-IgG 测定。

HDAg:HDV 急性感染早期出现,但很快下降,一般 1～2 周即难以检测到。慢性感染患者血清中 HDAg 可持续阳性。短期内阴转预后较好,持续阳性表示肝损害严重,预后欠佳。

抗 HDV-IgM:抗 HDV-IgM 出现较早,但持续时间较短,用于急性感染早期诊断。抗 HDV-IgG:只能在 HBsAg 阳性患者中检出,是诊断慢性 HDV 感染的可靠指标,急性期时滴度低,慢性感染滴度高,且 HDV 被清除后仍可持续多年。重叠感染 HBV 和 HDV 时,常表现为抗 HBc-IgM 阴性、抗 HDV-IgM 和抗 HBc-IgG 阳性,提示患者可能发展为肝硬化,且进展快。

九、戊型肝炎病毒抗体测定

【英文缩写】　抗-HEV。

【参考范围】　ELISA 法:阴性。

【影响因素】　参见抗核抗体测定中的 ELISA 法。

【临床意义】　HEV 是引起肠道传播的戊型肝炎之病原体,传播方式及临床表现与甲肝相似,主要流行于亚洲、非洲、墨西哥等国家和地区,常通过饮用被污染的水源而导致戊肝暴发流行,散发病例分布于世界各地。

HEV 为 20 面对称体球形颗粒,直径 27～34nm,是一种无包膜 RNA 病毒,在核苷酸和氨基酸水平高度同源性的基础上,具有广泛的地理分布和一定的遗传异质性。在猪、牛、绵羊、山羊和大鼠等动物中分离到 HEV 样病毒,提示 HEV 为人畜共患疾病。HEV 基因组为单股正链 RNA,结构简单,且不同于以往发现的单股正链 RNA,是一种新的类型 RNA 病毒,其基因组复制和基因表达策略、基因产物的性质和功能、病毒的组装机制等不很清楚。根据 HEV 所发现的新特征,国际病毒分类委员会(ICTV)第 8 次报告建议将 HEV 暂归于一个独立的科,即 HEV 样病毒科。HEV 基因组全长约 7.5kb,至少有 2 个基因型,分别以 HEV 缅甸株和 HEV 墨西哥株为代表。我国分离的 HEV 株与缅甸株同源性较高,属于同一亚型,感染后可产生抗 HEV-IgM 和抗 HEV-IgG,两者均为近期感染的标志。

急性期患者血清中可检出抗 HEV-IgM,持续 2～3 个月;恢复期可检出抗 HEV-IgG,持续约 1 年,提示戊肝病后免疫不能持久。戊肝为自限性疾病,一般不会转为慢性,但一部分患者,尤其是妊娠期若合并戊肝时,易发展为重症肝炎,可导致流产或死亡,病死率高达 20％～30％;HBV 感染者重叠感染 HEV 也易发展为重症肝炎。

十、庚型肝炎病毒抗体测定

【英文缩写】　抗-HGV。

【参考范围】　ELISA 法:阴性。

【影响因素】　参见抗核抗体测定中的 ELISA 法。

【临床意义】　1995 年由美国的两个实验室先后发表了一种非甲至

戊型的新型肝炎病毒基因序列，分别命名为 GBV-C 和 HGV，其结构与 HCV 相似。该病毒为单股正链 RNA 病毒，全长约 9400 个核苷酸，编码约 2800 个氨基酸，但核心蛋白区可能缺失或缺损。HGV/GBV-C 常与 HCV 等以混合感染形式存在，HGV/GBV-C 是否引起病毒性肝炎，目前尚无定论。

第五节 生殖免疫检测

一、优生四项

【英文缩写】 弓形虫（TO）、风疹病毒（RV）、巨细胞病毒（CMV）、单纯疱疹病毒（HSV1,2）。

【参考范围】 健康人呈阴性。

【影响因素】 参见抗核抗体测定中的 ELISA 法。

【临床意义】

1.妊娠期妇女感染弓形虫会引起流产、早产、胎儿宫内死亡、婴儿脑积水、神经发育障碍等。小动物身上多携带弓形虫。提醒家里养宠物的孕妇注意。

2.妊娠期妇女感染风疹病会造成胎儿损伤，如新生儿畸形、肝脾肿大、神经发育障碍、先天性心脏病等。

3.孕妇感染巨细胞病毒后会造成胎儿受损，最终导致胎儿宫内死亡。新生儿感染会造成黄疸、血小板减少性紫癜、溶血性贫血、脑损伤。

4.孕妇感染 HSV 可使胎儿产生先天性感染，诱发流产、早产、死胎、畸形，新生儿 HSV 感染死亡率高，幸存者常有后遗症。女性生殖器 HSV 感染与宫颈癌的发生关系密切。HSV 分为 HSV-1 和 HSV-2 两种血清型，常见的为 HSV-1，主要引起皮肤、黏膜感染；HSV-2 主要引起生殖器感染和新生儿感染，并与宫颈癌的发生有关。

【采血要求及注意事项】 早上空腹抽取静脉血 4~6mL，自凝。

二、生殖抗体五项

【英文缩写】　抗精子抗体(AsAb)；抗卵巢抗体(AovAb)；抗子宫内膜抗体(EmAb)；抗 HCG 抗体；抗透明带抗体(AZPAb)。

【参考范围】　健康人呈阴性。

【影响因素】　参见抗核抗体测定中的 ELISA 法。

【临床意义】　生殖抗体五项阳性常致不孕不育的发生。

【采血要求及注意事项】　早上空腹抽取静脉血 4～6mL，自凝。

第五章 临床微生物检验

第一节 主要细菌学检验

一、革兰阳性球菌

（一）葡萄球菌属

【临床意义】

1.葡萄球菌属是从临床标本检出的革兰阳性球菌中最为常见的一群细菌，分为凝固酶阴性和凝固酶阳性两类。凝固酶阳性葡萄球菌有金黄色葡萄球菌、中间型葡萄球菌和猪葡萄球菌、施氏葡萄球菌等，其中金黄色葡萄球菌（SA）是致病菌，常引起毛囊炎、市肿、蜂窝织炎、肺炎、服毒血症、败血症、食物中毒、假膜性肠炎、剥脱性皮炎和中毒性休克等。凝固酶阴性葡萄球菌（ENS）有表皮葡萄球菌、腐生葡萄球菌、人葡萄球菌、溶血葡萄球菌、模仿葡萄球菌、头状葡萄球菌、孔氏葡萄球菌、木糖葡萄球菌、沃氏葡萄球菌、耳葡萄球菌等。表皮葡萄球菌（SE）和腐生葡萄球菌可引起尿路感染、败血症和心内膜炎等各种机会感染，属条件致病菌。临床使用的各种导管、人工瓣膜及其他侵袭性检查治疗用品受表皮葡萄球菌污染的频率很高。另外，即使在理想的消毒条件下，仍有 3%～5% 的血培养中混有污染菌，主要来源就是皮肤寄生的凝固酶阴性葡萄球菌。近年来凝固酶阴性葡萄球菌引起的感染逐渐上升,且耐药菌株不断增加,临床需密切注意。

2.根据美国临床实验室标准化研究所(CLSI/NCCLS)推荐的抗菌药物选择方法,临床实验室葡萄球菌属药敏试验一般选择下列抗生素。A 组:苯唑西林、青霉素、阿奇霉素(或红霉素或克拉霉素)、克林霉素、复方新诺明;B 组:达托霉素、利奈唑胺、万古霉素、泰利霉素、多西环素、四环素、利福平;C 组:环丙沙星(或左氧氟沙星或氧氟沙星)、莫西沙星、庆大霉素、氯霉素、奎奴普汀/达福普汀;U 组:洛美沙星、诺氟沙星、呋喃妥因。一般不必选择青霉素、苯唑西林以外的 β 内酰胺类抗生素。这是因为:青霉素敏感的葡萄球菌对其他青霉素类、头孢菌素类和碳青霉烯类也是敏感的;青霉素耐药而苯唑西林敏感的菌株对青霉素酶不稳定的青霉素类耐药,但对其他青霉素酶稳定的青霉素类、β 内酰胺类和 β 内酰胺酶抑制剂复合物、第一代头孢菌素类和碳青霉烯类是敏感的;苯唑西林耐药的葡萄球菌对所有当前可用的 β 内酰胺类抗生素均耐药,通常还对氨基糖苷类、大环内酯类、克林霉素、四环素等多重耐药。因此,仅测试青霉素和苯唑西林就可以推知一大批 β 内酰胺类抗生素的敏感性与耐药性,不必常规测试其他青霉素类、β 内酰胺酶抑制剂复合物、头孢菌素类和亚胺培南。对 MRS 轻度感染可用利福平、复方磺胺甲噁唑和环丙沙星,而严重的全身感染只能用万古霉素。

(二)链球菌属

【临床意义】

1.链球菌　是革兰阳性球菌中另一类常见细菌。根据其溶血性状分为 α、β、γ 3 种。α 溶血性链球菌(草绿色链球菌)为口腔、消化道及女性生殖道正常菌群。

30%～40%亚急性心内膜炎由草绿色链球菌引起。变异链球菌可致龋齿;血液链球菌、温和链球菌、格氏链球菌、口腔链球菌和中间型链球菌常分离自深部脓肿,特别是肝和脑的脓肿。β 溶血性链球菌分为多种血清群,致病者主要是 A 群和 B 群,C、D、G 群也有致病性。A 群链球菌(化脓性链球菌)可引起化脓性感染如皮肤软组织感染、疖肿、脓肿、丹毒、淋巴管炎、淋巴结炎、伤口感染、扁桃体炎、蜂窝织炎、中耳炎、肺炎、心内膜炎、脑膜炎等;产生红疹毒素的菌株可致猩红热;某些 A 群化脓性链球菌还可引起变态反应性疾病,包括风湿热、急性肾小球肾炎等。B 群链球菌(无乳链球菌),寄居于女性生殖道和人体肠道,可引起产妇的感染及新生儿的败血症、脑膜炎和肺炎。C 群链球菌可引起脑膜炎、肾炎、心内膜炎、蜂窝织炎和持续性败血症等。γ 链球菌不溶血,一般无致病力,偶尔引起细菌性心内膜炎及尿路感染等。

2.肺炎链球菌　是大叶性肺炎、支气管肺炎的病原菌,还可引起化脓性脑膜炎、心内膜炎、中耳炎、菌血症等。一直以来,肺炎链球菌对青霉素具有高度的敏感性,临床上把青霉素用作治疗肺炎链球菌感染的首选药物。目前这一传统治疗经验受到了挑战。近年来出现耐青霉素及多重耐药的肺炎链球菌(PRP),由于青霉素结合蛋白 PBPs 改变(以PBP-2b 突变多见),导致其与青霉素结合力下降,须引起高度重视。现在认为,青霉素敏感的肺炎链球菌对氨苄西林、阿莫西林、阿莫西林/克拉维酸、氨苄西林/舒巴坦、头孢克洛、头孢唑啉、头孢地尼、头孢吡肟、头孢拉定、头孢噻肟、头孢丙烯、头孢曲松、头孢呋辛、头孢泊肟、头孢唑肟、厄他培南、亚胺培南、氯碳头孢和美洛培南等均敏感,所以不需要再测定这些药,而青霉素中介或耐药的肺炎链球菌,这些药的临床有效率较低。

3.牛链球菌可引起人心内膜炎、脑膜炎和菌血症并与结肠癌有相关。

4.猪链球菌是人畜共患菌,患者因接触病患猪而感染,未发现人与人之间传播,引起人脑膜炎和败血症,并造成死亡。

(三)肠球菌属

【临床意义】

1.肠球菌曾被归入 D 群链球菌,但种系分类法证实它不同于链球菌属细菌,现单列为肠球菌属。临床上常见的粪肠球菌和屎肠球菌是目前医院内感染重要病原菌。肠球菌最常引起泌尿系感染,其中绝大部分为医院内感染,多数与尿路的器械操作、留置导管和尿道结构异常有关。其次可引起腹部及盆腔的创伤和外科感染。肠球菌引起的菌血症常发生于有严重基础疾患的老年人、免疫功能低下患者以及长期住院接受抗生素治疗的患者，原发感染灶常为泌尿生殖道、腹腔化脓性感染、胆管炎和血管内导管感染等。呼吸系统的肠球菌感染比较少见。由于头孢菌素、氨基糖苷类(与青霉素类或万古霉素协同除外)、克林霉素、甲氧苄啶—磺胺甲噁唑等对肠球菌属无效，而以上药物是医院内感染治疗的最常用药物。从呼吸道标本分离出肠球菌，多是因为长期使用(以上)抗生素造成肠道菌群失调、菌群定殖移位所致。因此，在临床诊断和治疗前应认真评估分离菌的临床意义。

2.所有肠球菌属对于头孢菌素、氨基糖苷类(高水平耐药筛选除外)、克林霉素和复方新诺明是天然耐药，即使在体外显示活性，但临床上无效。肠球菌属药敏试验临床微生物实验室选择药物通常为：A 组：青霉素、氨苄西林；B 组：达托霉素、万古霉素、奎奴普汀/达福普汀、利奈唑胺；C 组：四环素类和红霉素、氯霉素、利福平、高浓度的庆大霉素和链霉素；U 组：环丙沙星、左氧氟沙星、诺氟沙星、呋喃妥因等。近年来不断上升的肠球菌感染率与广泛使用抗生素出现的耐药性以及广谱抗生素的筛选有密切关系。对肠球菌的耐药性应高度警惕，避免高耐药、多重耐药菌株出现和播散。

3.肠球菌的耐药性分为天然耐药和获得性耐药。对于一般剂量或中剂量氨基糖苷类耐药和对万古霉素低度耐药常是先天性耐药，耐药基因存在于染色体。近年来获得性耐药株不断增多，表现为对氨基糖苷类高水平耐药和对万古霉素、林可霉素高度耐药。目前，肠球菌的耐药问题包括：

(1)耐青霉素和氨苄西林的肠球菌。氨苄西林和青霉素的敏感性可用来预测对阿莫西林、氨苄西林/舒巴坦、阿莫西林/克拉维酸、哌拉西林和哌拉西林/他唑巴坦的敏感性。

(2)氨基糖苷类高水平耐药(HLAR)的肠球菌。临床微生物实验室一般应用大剂量的庆大霉素和链霉素筛选，其他氨基糖苷类不需进行测试,因为它们对肠球菌的活性并不优于庆大霉素和链霉素,敏感结果预示氨苄西林、青霉素或万古霉素与这种氨基糖苷类抗生素具有协同作用,耐药结果(HLAR)则预示它们之间不存在协同作用。

(3)耐万古霉素的肠球菌(VRE)。1988年首次报道出现VRE,目前国内三级甲等以上医院VRE已占分离肠球菌的1%～5%。肠球菌对万古霉素的耐药可分为低水平耐药(MIC为8～32mg/L)和高水平耐药(MIC 64mg/L)。根据肠球菌对万古霉素和替考拉宁(壁霉素)的不同耐药水平及耐药基因,VRE分为4种表型,分别是VanA、VanB、VanC和VanD。其中VanA、VanB和VanD均为获得性耐药;VanA对万古霉素和替考拉宁均呈高水平耐药;VanB对万古霉素低水平耐药,对替考拉宁敏感;VanD对万古霉素耐药,对替考拉宁敏感。VanC为天然耐药,对万古霉素低水平耐药。最近又有获得性VanE型VRE的报道。对VanA型、青霉素敏感或低耐药的非HLAR菌株,可用青霉素＋庆大霉素。对VanB非HLAR的菌株,用替考拉宁＋庆大霉素;同时有HLAR的菌株,用替考拉宁、新生霉素＋喹诺酮类。对多重耐药的VRE菌,目前尚无有效的治疗方法,堪称超级细菌。

4.由于屎肠球菌的耐药性明显强于粪肠球菌,而鹑鸡肠球菌和铅黄肠球菌对万古霉素低水平天然耐药,因此临床应要求微生物实验室将肠球菌鉴定到种。

(四)微球菌属

【临床意义】

主要包括藤黄微球菌、里拉微球菌,南极微球菌和内生微球菌。为条件致病菌,当机体抵抗力降低时感染本菌可致病,如引起脓肿、关节炎、胸膜炎等疾病。

二、革兰阴性球菌

(一)奈瑟菌属

主要致病菌包括:脑膜炎奈瑟菌和淋病奈瑟菌。

1.脑膜炎奈瑟菌

【临床意义】

脑膜炎奈瑟菌通常寄居于宿主的鼻咽腔内、口腔黏膜上,通过呼吸道分泌物或空气微颗粒传播。它是流行性脑脊髓膜炎的病原体,多为隐性感染,当宿主抵抗力降低时,先引起呼吸道感染,细菌进入血液时导致菌血症,大量繁殖入侵淋巴结到达脑脊膜,即发生急性化脓性脑膜炎。发病高峰为冬末春初,感染者多为学龄儿童、青少年。治疗药物首选为青霉素。

2.淋病奈瑟菌

【临床意义】

淋病奈瑟菌(简称淋球菌)是常见的性传播疾病——淋病的病原菌,主要通过性接触直接侵袭感染泌尿生殖道、口咽部和肛门直肠的黏膜。淋病的临床类型可分为:

(1)单纯淋病:大部分患者表现为本型。男性感染后 7d 内发生急性尿道炎,表现为尿频、尿急、尿痛,尿道口有脓性分泌物,不及时治疗可继发附睾炎、前列腺炎和尿道狭窄。妇女的原发部位是子宫颈内膜,表现为子宫颈红肿、阴道分泌物增多和排尿困难。在女性单纯淋病患者中,无症状和轻微症状患者较多,故易忽略,不能及时就医而继发合并症,以及成为传染源而继续感染他人。

(2)盆腔炎性疾病:单纯淋病女性患者不及时治疗可发生盆腔炎性疾病。本病是造成女性生殖系统损害的严重并发症,表现为子宫颈内膜炎、输卵管炎、盆腔炎和输卵管脓肿等。

(3)口咽部和肛门直肠淋病:前者表现为轻度咽炎,后者表现为里急后重、局部灼痛和脓血便。

(4)结膜炎:多见于新生儿,因分娩时接触患淋病产妇的产道分泌物所致,不及时治疗可导致失明。

(5)播散性淋病:1%～3%的淋病患者可发展为播散性淋病,尤其见于补体功能缺陷的患者,表现为畏寒、发热、皮肤病变和多关节肿痛,少数患者可发生化脓性关节炎和脑膜炎。

淋病的实验室检测主要有分泌物的涂片检查、淋病奈瑟菌的分离培养及药敏试验、淋球菌β内酰胺酶测定等。淋球菌分离培养是目前世界卫生组织推荐的筛查淋病患者的唯一方法。目前，质粒介导对青霉素和四环素的耐药性在淋病奈瑟菌中已愈来愈多见。虽然多数淋病奈瑟菌对大观霉素、第三代头孢菌素和氟喹诺酮类抗菌药物等很敏感，但对于本菌的临床分离株应强调做药敏试验，有助于临床合理用药。

（二）卡他莫拉菌

【临床意义】

主要寄居在人的鼻咽部，是导致中耳炎、鼻窦炎、慢性阻塞性肺炎的病原体，对免疫缺陷者可致菌血症、心内膜炎，甚至脑膜炎等。

三、需氧革兰阳性杆菌

（一）棒状杆菌属

【临床意义】

主要致病菌为白喉棒状杆菌。白喉杆菌通过呼吸道传染，引起白喉，是一种急性呼吸道疾病。除好发于咽喉部、气管鼻腔等处外，亦可偶发于眼结膜、阴道及皮肤等处。白喉杆菌在侵犯的局部增殖，产生大量的外毒素，具有强烈的细胞毒作用，能抑制敏感细胞蛋白合成，引起局部黏膜上皮细胞坏死。浸出液中纤维蛋白将炎性细胞、黏膜坏死细胞和菌体凝结在一起，形成白色膜状物，称为伪膜或假膜，与黏膜紧密相连，不易拭去；若假膜延伸至喉内或假膜脱落造成气管阻塞，可造成呼吸道阻塞，严重者可因窒息死亡，是白喉早期致死的主要原因。白喉杆菌产生的外毒素由局部进入血液造成毒血症，侵害心肌和外周神经，引起心肌炎和软腭麻痹等白喉的各种临床症状。本病死亡率较高，50％以上的死亡病例是由于心肌炎发展至充血性心力衰竭所致。近几年来，白喉发病率有升高趋势。调查人群在感染或计划免疫后对白喉是否产生免疫力，可用白喉外毒素做皮内试验，又称锡克试验。治疗白喉患者最重要的制剂是白喉抗毒素,另外,青霉素和红霉素可用于消除上呼吸道的白喉杆菌或排除携带者。

棒状杆菌属是一群革兰阳性杆菌,除白喉棒状杆菌以外的其他棒状杆菌统称为类白喉棒状杆菌,多数不致病,有一些可能是条件致病菌。如溃疡棒状杆菌可引起渗出性咽炎、白喉样疾病及其他组织感染;解脲棒状杆菌可从膀胱炎和尿道结石患者尿中分离到;JK 棒状杆菌可引起败血症、心内膜炎、皮肤与软组织感染等;干燥棒状杆菌可引起心瓣膜置换术后心内膜炎及外伤后深部组织感染。红霉素、青霉素、第一代头孢菌素或万古霉素可用于治疗类白喉杆菌感染。

(二)隐秘杆菌属

【临床意义】

常见菌种有溶血隐秘杆菌、伯尔德隐秘杆菌、化脓隐秘杆菌等。化脓隐秘杆菌引起伤口和软组织感染,脓肿形成,菌血症。溶血隐秘杆菌引起大龄儿童咽炎,伤口和软组织感染,骨髓炎,心内膜炎。伯尔德隐秘杆菌引起脓肿,常合并厌氧菌感染。

(三)加德纳菌属

【临床意义】

加德纳菌属只有阴道加德纳菌 1 个种。阴道加德纳菌是细菌性阴道炎(BV)的病原菌之一。BV 的临床特征是阴道排出物增多,并有种恶臭气味,症状可不典型。其诊断依据是:①阴道排出物增多,稀薄、均质、灰白色,有恶臭味,pH$>$4.5;②有线索细胞,即阴道上皮细胞被革兰阴性小杆菌覆盖;③胺实验阳性;10% KOH 滴到阴道分泌物上,立即出现鱼腥味和氨味。

(四)李斯特菌属

【临床意义】

与人类疾病有关的主要是单核细胞增生李斯特菌和伊氏李斯特菌。由李斯特菌引起的人类疾病称"李斯特菌病",单核细胞增生李斯特菌主要通过污染的食品感染人,很可能是细菌通过胃肠道黏膜的屏障进入血流,有暴发流行以及散发两种。单核细胞增生李斯特菌还可通过胎盘和产道感染新生儿,引起新生儿、婴儿化脓性脑膜炎、败血症性肉芽肿等,死亡率为23%～70%。妊娠妇女感染后可引起流产。偶尔还可引起成人心内膜炎、败血症、结膜炎等。有报道表明,单核细胞增生李斯特菌的易感人群是孕妇、老人,以及免疫抑制状况的人(如AIDS患者)。

(五)丹毒丝菌属

【临床意义】

丹毒丝菌属主要致病菌为猪红斑丹毒丝菌。红斑丹毒丝菌病是一种急性传染病,主要发生于家畜、家禽,人也可感染发病。猪红斑丹毒丝菌,主要通过受损的皮肤感染人,引起类丹毒,大多发生于手部,始于伤口,随后局部皮肤红肿有水疱,局部淋巴结肿大,有时伴有关节炎,也可引起急性败血症或心内膜炎。人类感染多发生在兽医、屠宰工人和渔业工人身上。

(六)芽孢杆菌属

【临床意义】

常见菌种为炭疽芽孢杆菌、蜡样芽孢杆菌等。

1.炭疽芽孢杆菌　炭疽芽孢杆菌引起的炭疽病遍及世界各地,四季均可发生。人类炭疽根据感染的途径不同,分为体表、肠道及吸入性感染,可分别引起皮肤炭疽、肠炭疽、肺炭疽、纵隔炭疽。

(1)皮肤炭疽:较多见,约占95%以上,多发于暴露的皮肤部位。1～2d出现症状,开始似蚊虫叮咬一样的痒,然后出现斑疹、疱疹、严重水肿,继而形成无痛性溃疡,中心有血性渗出物并结成黑痂。常伴有局部淋巴结肿大、发热、头痛,并发败血症,可发生中毒性休克。

(2)肺炭疽:感染后12h就可出现症状。初期类似感冒,然后突然高热、寒战、胸痛、出血,咳血性痰,很快出现呼吸衰竭、中毒性休克死亡。

（3）肠炭疽：感染后一般 12～18h 出现症状。主要为急性胃肠炎表现，如恶心、呕吐、腹痛、发热、血性水样便，都因中毒性休克死亡。这 3 型炭疽均可并发败血症和炭疽性脑膜炎。患者病后可获得持久免疫力，再次感染甚少。

2.蜡样芽孢杆菌　蜡样芽孢杆菌广泛分布于土壤、水、尘埃、淀粉制品、乳及乳制品中，可引起食物中毒，并可致败血症。蜡样芽孢杆菌引起的食物中毒有两种类型：一是腹泻型，有胃肠炎症状，潜伏期平均为10～12h，病程一般为 2h；二是呕吐型，于进餐后 1～6h 发病，病程平均不超过 10h。由蜡样芽孢杆菌引起的眼内炎是一种严重的疾病，对眼可致穿透性损伤或血源性扩散，且进展的非常迅速。蜡样芽孢杆菌还可引起其他部位的感染，有一种烧伤感染会致命。

（七）诺卡菌属

【临床意义】

与人类疾病关系最大的有星形诺卡菌和巴西诺卡菌，多为外源性感染，星形诺卡菌主要通过呼吸道引起原发性、化脓性肺部感染，可出现类似结核的症状，进一步可通过血流向其他组织器官扩散，进而引起脑膜炎、腹膜炎等。星形诺卡菌肺炎患者的痰标本呈肺结核样的乳酪样痰。巴西诺卡菌常通过损伤的皮肤侵犯皮下组织产生慢性化脓性肉芽肿，表现为脓肿和多发性瘘管，故称为足菌肿，好发于腿和足部。诺卡菌病的治疗首选磺胺类，可单独使用，也可与四环素、链霉素、氨苄西林等联用。

（八）红球菌属

【临床意义】

最常引起人体感染的病原菌为马红球菌，常引起免疫力低下人群如艾滋病患者的呼吸道感染以及胸膜炎和败血症。支气管红球菌可从某些肺结核和支气管扩张患者痰液中分离到。

（九）分枝杆菌属

【临床意义】

目前属内有 150 个种和亚种,分为:结核分枝杆菌、非结核分枝杆菌(NTM)、麻风分枝杆菌和腐物寄生性分枝杆菌。广泛分布于土壤、水、人体和动物体内,主要引起肺部病变,尚可引起全身其他部位的病变,常见的有淋巴结炎、皮肤软组织和骨髓系统感染,对严重细胞免疫抑制者还可引起血源性播散。

1.结核分枝杆菌　是人类分枝杆菌病最主要的病原体,因其胞壁含有大量脂质成分,抵抗力强,能耐低温、耐干燥,在干燥的痰中可存活6~8 个月,含有结核分枝杆菌痰液的尘埃可保持 8~10d 的传染性。该菌对湿热敏感,60℃半小时、80℃以上 5min 以内可死亡,在煮沸条件下可完全杀菌,所以对于痰液污染物可通过焚烧灭菌。另外,结核分枝杆菌对紫外线抵抗力差,日光直射 4h 即可死亡。虽然在 70%~75%乙醇中数分钟即被杀死,但由于乙醇能使痰中的蛋白质凝固,因此不宜用于痰的消毒。对人类致病的结核分枝杆菌包括人结核分枝杆菌、牛结核分枝杆菌、非洲分枝杆菌,统称为"结核分枝杆菌复合群"。不同结核分枝杆菌复合群引起的临床症状相似,治疗也相同。我国以人结核分枝杆菌感染的发病率最高,主要通过呼吸道、消化道和损伤的皮肤等多途径感染机体,引起多种脏器组织的结核病。其中以肺结核最为多见,开放性肺结核患者咳嗽时排出颗粒形成气溶胶,当易感者吸入气道达肺中后引起感染。原发病灶多见于肺尖、下叶的上部接近胸膜处,多能自愈,形成纤维化或钙化灶。机体内有潜在感染灶的人,一般来讲有 10%可能复发,在感染的最初几年危险性最高。在 AIDS 患者中,肺结核多为原发性,进展迅速,经血流播散,局部的纤维化和干酪样病变较少。93%的从未经治疗患者中分离到的结核分枝杆菌对抗结核药物敏感,对两药或三药治疗方案反应良好。但由于发生基因突变,目前 2/3 以上的临床分离株对多种抗结核药物产生耐药性。

国家最新统计资料显示,肺结核已成为目前我国最多发的传染病之一,仅次于乙型肝炎,呈"三高一低"的趋势,即:患病率高,死亡率高,耐药性高,递降率低。目前对于结核的治疗必须坚持以下原则:结核分枝杆菌的自发性耐药突变相当多,如果对这些患者仅用一种抗结核药物,则会很快对这种药物产生耐药,造成治疗失败。因此,至少要2~3种以上的药物联合治疗,防止耐药菌株出现,即使痰中检测不出抗酸杆菌仍需继续治疗;尽管治疗前药敏试验对于结核的初始治疗作用不大,但为了公众的利益必须进行。

2.麻风分枝杆菌　是麻风病的病原菌。麻风病是由于细胞免疫缺陷,使感染的麻风分枝杆菌大量繁殖形成局部肉芽肿所致,可影响皮肤、外周神经,表现为皮肤感觉缺失和周围神经增厚。从鼻肉芽肿上脱落的菌体是传播的主要原因,可因密切接触引起感染。麻风杆菌在体外不能培养。

3.非结核分枝杆菌(NTM)　属于环境分枝杆菌,主要来源于污水、土壤、气溶胶。流行病学显示NTM的感染率日趋上升。非结核分枝杆菌感染具有以下特点:

(1)多发生于机体免疫力低下时,为机会性感染,多为老年基础肺疾病患者,使用激素、免疫抑制剂患者,AIDS患者等。

(2)该菌的致病力较结核分枝杆菌低,它所导致的疾病往往进展缓慢、病程较长,且病灶范围小、症状轻。

(3)多合并有人类免疫缺陷病毒感染,NTM是AIDS的主要机会致病菌,最常见的感染是鸟—胞内分枝杆菌。

(4)可与结核分枝杆菌合并感染,多见于有空洞的结核患者身上。

(5)对抗结核药具天然的耐药性,临床疗效不佳。

(6)肺部症状与X线表现程度不符,肺结核分枝杆菌引起的肺部感染症状较轻,但胸片可表现为广泛的病灶。

四、肠杆菌科细菌

肠杆菌科细菌是临床标本中最常见的革兰阴性杆菌。正如其名,肠杆菌科细菌在人类和动物的肠道内大量存在,随人和动物的排泄物广泛分布于土壤、水和腐物中。大多数肠杆菌科细菌是肠道的正常菌群,但当宿主免疫力降低或细菌侵入肠道外部位(移位定植)等特定条件下可成为条件致病菌而引起疾病。有些肠杆菌科细菌是致病菌,主要有伤寒沙门菌、志贺菌、致病性的大肠埃希菌、耶尔森菌等。

(一)埃希菌属

【临床意义】

目前属内有 6 个种,其中以大肠埃希菌最常见。是人类和动物肠道的正常菌群,正常情况下不致病。大肠埃希菌在婴儿出生后数小时就进入肠道并终身伴随。当机体抵抗力降低或细菌入侵肠外部位时可成为条件致病菌引起感染,以化脓性炎症最为常见。某些特殊菌株致病性强,能直接导致肠道感染。

埃希菌属是医院感染的重要病原菌之一,也是食物和饮料的卫生学标准。所致疾病可分 2 类:

1.肠道外感染以泌尿系感染为主,如尿道炎、膀胱炎、肾盂肾炎还可引起菌血症、败血症、肺炎、腹膜炎、胆囊炎、阑尾炎、术后伤口感染,以及新生儿的脑膜炎等,属条件致病菌感染,多见于婴儿、老年人和免疫功能低下者。

2.肠道内感染主要为腹泻　引起肠道感染的大肠埃希菌主要有 5 组:

(1)产肠毒素型大肠埃希菌(ETEC):是 5 岁以下婴幼儿和旅游者腹泻的重要病原菌,经粪—口感染,由质粒介导产生耐热肠毒素 ST 和不耐热肠毒素 LT 而引起腹泻,不侵犯肠黏膜上皮。可为轻度水样泻或类似霍乱的严重腹泻,可伴恶心、呕吐、腹痛和发热等症状。

(2)肠致病性大肠埃希菌(EPEC):是婴幼儿腹泻的主要病原菌,严重者可致死,成人少见。EPEC 多不产生肠毒素(某些菌株产生类志贺毒素),病菌在十二指肠、空肠和回肠上端大量繁殖形成微菌落,导致肠黏膜的刷状缘破坏、绒毛萎缩、上皮细胞排列紊乱和功能受损而造成严重腹泻。表现为发热、呕吐、腹泻,粪便常为黏液性。

（3）肠侵袭性大肠埃希菌（EIEC）：相对较少见，不产生肠毒素，死亡后产生内毒素，导致肠黏膜上皮发生炎症或溃疡。临床表现为细菌性痢疾样症状。腹泻呈脓血便，有里急后重，主要侵犯较大儿童和成人。

（4）肠出血性大肠埃希菌（EHEC）：其代表血清型为 O157：H7。所有血便患者均应常规做 O157：H7 的培养，尤其在发病季节有指征的患者其粪便检查应包括 O157：H7 的培养。O157：H7 大肠埃希菌感染可以表现为无症状感染、轻度腹泻、出血性肠炎（HC）、溶血性尿毒综合征、血栓性血小板减少性紫癜，以出血性肠炎最多见。

（5）肠聚集性大肠埃希菌（EAggEC）：引起婴儿持续性腹泻脱水，偶有血便。

（二）志贺菌属

【临床意义】

1.该属是主要的肠道病原菌之一，目前属内有 4 个血清群，历史上曾作为 4 个种处理。A 群为痢疾志贺菌，B 群为福氏志贺菌，C 群为鲍氏志贺菌，D 群为宋内志贺菌。本菌属是人类细菌性痢疾最常见的病原菌，其致病物质主要是侵袭力和内毒素，临床呈现典型的黏液脓血便。痢疾志贺菌 1 型还能产生一种外毒素（称志贺毒素），具有神经毒性、细胞毒性和肠毒性。因此痢疾志贺菌引起的菌痢症状最重。宋内志贺菌最轻。我国以福氏志贺菌流行为主，尤其是福氏志贺菌 2 型，其次是宋内志贺菌。福氏志贺菌感染易转变为慢性，病程迁延，慢性患者和恢复期带菌常见。

2.小儿常可发生中毒性菌病，患儿多无明显的消化道症状，主要表现为全身性中毒症状，由内毒素大量释放引起，死亡率高，各型志贺菌都有可能引起。

3.治疗志贺菌感染的药物很多，但该菌易出现多重耐药性。根据 CLSI/NCCLS 要求，临床实验室常规药敏仅测试和报告氨苄西林、复方新诺明和一种喹诺酮类抗生素。若肠外分离菌株，加试三代头孢（一种药物)和氯霉素。第一代和第二代头孢菌素以及氨基糖苷类抗生素在体外测试可能为敏感,但临床无效,不能报告敏感。

(三)沙门菌属

【临床意义】

本属细菌分为肠道沙门菌和邦戈沙门菌两个种。肠道沙门菌可再分为 6 个亚种,包括肠道沙门菌肠道亚种、肠道沙门菌萨拉姆亚种等。对人类致病的主要是肠道沙门菌肠道亚种的一些血清型,如伤寒血清型、副伤寒甲血清型、鸡沙门血清型等。目前,临床微生物实验室多以菌种的形式代替血清型报告,如伤寒沙门菌、甲型副伤寒沙门菌、鼠伤寒沙门菌、猪霍乱沙门菌等。

1.沙门菌致病物质主要有

(1)表面抗原:沙门菌的表面有 M 抗原、5 抗原及 Vi 抗原,有 Vi 抗原的菌株比无 Vi 抗原的菌株致病力强。

(2)内毒素:沙门菌有较强的内毒素,可引起肠热症。

(3)肠毒素:某些沙门菌(如鼠伤寒沙门菌)能产生类似大肠埃希菌的肠毒素。

2.沙门菌所致疾病,最常见的是急性胃肠炎(食物中毒)。由摄入大量鼠伤寒沙门菌、猪霍乱沙门菌、肠炎沙门菌等污染的食物引起。潜伏期 6~24h,主要症状是发热、恶心、呕吐、腹痛、腹泻,一般在 2~3d 内自愈。吐泻剧烈者伴脱水,导致休克、肾衰而死亡。严重后果者主要见于婴儿、老人及体衰者。

3.沙门菌所致另一类重要疾病是伤寒和副伤寒。伤寒和副伤寒是一种独特的急性全身性发热性单核细胞内感染,主要由沙门菌属中的伤寒沙门菌和甲型、乙型、丙型副伤寒沙门菌引起,偶尔由鼠伤寒沙门菌引起。伤寒与副伤寒患者外周血白细胞总数往往降低,伴中性粒细胞减少和嗜酸性粒细胞消失。病原菌的检出是本病的确诊依据。疾病早期以血培养为主,第 1 周阳性率最高,可达 90%;病程后期以粪、尿等培养为主,骨髓培养阳性率较血培养高,全程可取骨髓分离培养细菌。

粪、尿培养一般于病程第 2～第 5 周阳性率较高，粪便培养阳性应结合临床表现，单纯大便培养阳性可为伤寒带菌状态。另外，取玫瑰疹刮取物或活检切片进行培养，也可获阳性结果。

4.伤寒沙门菌和副伤寒沙门菌的菌体(O)抗原、鞭毛(H)抗原及 Vi 抗原能刺激机体产生相应的抗体。肥达反应是测定患者血清中 O、H 抗体效价的一种传统血清学诊断方法，肥达反应与细菌分离培养同时进行或在后者失败的情况下，能辅助诊断伤寒，甲、乙、丙型副伤寒沙门菌引起的肠热证。通常伤寒与副伤寒发病 1 周后肥达反应开始出现阳性，第 3～第 4 周阳性率可达 90%，其效价随病程演进而递增，第 4～第 6 周达高峰，病愈后阳性反应可持续数月之久。其结果解释应注意如下方面。

(1)正常值：各地区有所不同，一般 O>1：80，H>1：160，A、B、C >1：80 才有临床意义；或在疾病早期及中后期分别采集 2 次血清，若第二份血清比第一份的效价增高 4 倍以上具有诊断价值。

(2)O 抗原刺激机体产生的抗体为 IgM，出现较早，存在于血清内的时间较短；H 抗体为 IgG，出现较迟，持续存在的时间较长。①O 高 H 不高：可能为疾病的早期；沙门菌属中其他菌种感染引起的交叉反应；或 H-O 变异的沙门菌引起的感染等。建议 1 周后复查。如 1 周后 H 也有升高，可证实为肠热症。②H 高 O 不高：可能为疾病的晚期；以往患过伤寒、副伤寒或接受过预防接种；回忆反应等。

(3)伤寒沙门菌与甲型、乙型副伤寒沙门菌有部分共同的 O 抗原，可使体内产生相同的 O 抗体，故 O 抗体特异性较低，增高时只能诊断为伤寒类疾病的感染。而伤寒与副伤寒时产生的 H 抗体特异性较高，在免疫学反应中不发生交叉凝集，因此某一种鞭毛抗体("H""A""B" "C")的升高，对伤寒与各型副伤寒有鉴别诊断意义。

Vi 抗原存在于新从患者分离的伤寒沙门菌及丙型副伤寒沙门菌菌体最表层。患者感染后 Vi 抗体的升高，往往在病程 3～4 周之后，Vi 凝集试验≥1：5 者提示为伤寒带菌，对本病的早期诊断没有意义。

本试验结果的影响因素：①过去曾预防接种伤寒、副伤寒疫苗者，H 抗体效价明显升高，并持续数年，而 O 抗体低于正常值；②以往患过伤寒病或曾接种伤寒菌疫苗，新近又感染流行性感冒或布鲁菌病，可产生高效价 H 抗体，O 抗体则较低，但 H 抗体很快消失，此种反应称为回忆反应；③由于人们在日常生活中可能发生隐性感染而产生抗体，尤其在流行地区正常人凝集效价可稍增高，故在判断结果时应考虑本地区正常人群的自然凝集价水平，以作为参考；④沙门菌属各菌种之间有某些共同抗原，在凝集试验中可能出现类属交叉凝集反应，但效价较低；⑤阴性结果不能完全排除伤寒的可能，应注意有 10% 左右已确诊为伤寒者，在整个病程中抗体效价始终不升高，这可能与早期应用抗生素、免疫耐受和免疫缺陷有关；⑥肥达反应特异性不强，机体免疫功能紊乱、结核、败血症、斑疹伤寒、病毒性肝炎及部分急性血吸虫病患者，可出现假阳性反应；⑦血清溶血、菌液过浓等均会影响结果，菌液过期或产生自凝者不宜使用。

5.沙门菌偶尔还可引起肠道外的各种炎症，如胆囊炎、肾盂肾炎、脑膜炎、骨髓炎、心内膜炎和内脏脓肿。

6.与志贺菌属相同的是，临床微生物实验室常规仅测试和报告沙门菌对氨苄西林、一种喹酮类药和复方新诺明的敏感情况；对于胃肠外分离的沙门菌属，还要测试并报告氯霉素及某一种第三代头孢菌素的结果；对于胃肠外分离的沙门菌属，奈啶酸耐药、氟喹诺酮类敏感时用喹诺酮治疗可能出现临床治疗失败或延迟反应。

（四）枸橼酸杆菌属

【临床意义】

属内有 11 个种，常见菌种有：弗劳地枸橼酸杆菌、科斯枸橼酸杆菌（即原来的异型枸橼酸杆菌）、丙二酸盐阴性枸橼酸杆菌等。弗劳地枸橼酸杆菌，是肠道的正常菌群成员，为条件致病菌，某些菌株产生肠毒素 LT 及 ST，导致原发性肠道感染而引起腹泻；和某些肠道外感染有关，常致尿道感染、菌血症、败血症和肺炎、腹膜炎、创伤感染、新生儿脑膜炎、脑脓肿,临床分离的菌株常具有多重耐药性。科斯枸橼酸杆菌最常从尿和呼吸道标本中分离出,引起新生儿脑膜炎和脑脓肿的病例有上升趋势,其死亡率高达 1/3,且至少有 75%的患儿发生严重的神经损害。

(五)克雷伯菌属

【临床意义】

本菌属包括肺炎克雷伯菌、产酸克雷伯菌、土生克雷伯菌、植生克雷伯菌、运动克雷伯菌等 9 个种。肺炎克雷伯菌又分肺炎、臭鼻、鼻硬节 3 个亚种,从临床标本中分离的克雷伯菌属 95%为肺炎克雷伯菌肺炎亚种,是国内导致医院感染最常见的细菌之一。肺炎克雷伯菌通常寄居于人体的肠道和呼吸道,为条件致病菌;当机体虚弱时,口咽部定居的细菌可成为肺部感染的来源。本菌所致的原发性肺炎可使肺部广泛坏死出血,常并发胸膜炎,引起胸痛;还可引起肺外感染,如尿道感染、败血症、伤口感染、脑膜炎等。臭鼻亚种可致臭鼻症,尚可引起败血症、泌尿道感染和软组织感染。鼻硬结亚种可使人鼻咽、喉及其他呼吸道结构发生慢性肉芽肿,使组织坏死。产酸克雷伯菌还可导致原发性肠道感染,与感染性腹泻相关。本菌对氨苄西林天然耐药。

(六)肠杆菌属

【临床意义】

肠杆菌属现有 21 个种和 2 个亚种,临床最常见的有:产气肠杆菌(现也称运动克雷伯菌)和阴沟肠杆菌,是肠道正常菌群的一部分,一般不会引起腹泻,广泛存在于自然环境中,能引起多种肠道外的条件致病性感染,如泌尿道、呼吸道和伤口感染,亦可引起菌血症和脑膜炎。坂崎肠杆菌能引起新生儿脑膜炎和败血症,死亡率高达 75%。格高菲肠杆菌能引起泌尿道感染,生癌肠杆菌可引起多种临床感染,包括伤口感染、尿道感染、菌血症、肺炎等。

此类细菌常编码由染色体介导的 Bushl(AmpC)型的 β 内酰胺酶,表现为对第一、第二、第三代头孢菌素、头霉菌素类、加酶抑制剂类抗生素均耐药,但对碳青霉烯类、第四代头孢菌素敏感。肠杆菌属细菌可在第三代头孢菌素的治疗过程中产生多重耐药性,即最初敏感的菌株在开始治疗 3～4d 内就可变成耐药菌株,因此需反复测试重复分离的菌株。多重耐药的阴沟肠杆菌引起的败血症有很高的死亡率。阴沟肠杆菌和产气肠杆菌对头孢西丁、头孢噻吩天然耐药。

(七)沙雷菌属

【临床意义】

现有 14 个种和 4 个亚种,临床常见的有黏质沙雷菌和液化沙雷菌,是水和土壤中的常见菌。其中,黏质沙雷菌是引起肠道外感染的重要条件致病菌之一,常引起人类各种感染,特别是尿路感染、肺炎、创面感染、败血症。与肠杆菌属细菌类似的是在第三代头孢菌素的治疗过程中可诱导形成多重耐药性,最初敏感的菌株在开始治疗 3～4d 内就可变成耐药菌株,因此需反复测试重复分离的菌株。沙雷菌属对头孢呋肟、呋喃坦叮及四环素天然耐药。

(八)耶尔森菌属

【临床意义】

本属细菌有 15 个种和 2 个亚种,临床常见的有:鼠疫耶尔森菌、小肠结肠炎耶尔森菌、假结核耶尔森菌等。鼠疫耶尔森菌是烈性传染病鼠疫的病原菌,主要在啮齿动物间流行。假结核耶尔森菌可引起人肠系膜淋巴结炎、腹泻和败血症。小肠结肠炎耶尔森菌可致胃肠炎、菌血症和败血症、肠系膜淋巴腺炎、关节炎等。假结核耶尔森菌可导致肠炎、淋巴感染和败血症。耶尔森菌属引起动物源性感染,通常先引起啮齿动物和鸟类感染。人对本菌的感受性没有年龄和性别差异,而取决于受感染的方式。人类主要通过吸血节肢动物叮咬或食用污染食物等途径而受感染。

(九)变形杆菌属

【临床意义】

变形杆菌属有 4 个种,分别为普通变形杆菌、奇异变形杆菌、产黏变形杆菌、潘尼变形杆菌。变形杆菌属除了产黏变形杆菌以外,都是条件致病菌。本属细菌常出现于土壤、水和被粪便污染的物体上。该属所致的感染非常广泛,特别是作为尿路感染病原菌,与尿道结石形成有一定关系(变形杆菌和普罗威登斯菌水解尿素生成氨水,使尿液碱化,导致结石的形成),还可引起伤口感染、食物中毒、婴幼儿原发或继发感染性腹泻和新生儿脐炎等。其他的还有腹膜炎、盆腔炎、肺炎、眼结膜炎、骨髓炎等,严重者可导致败血症、脑膜炎。奇异变形杆菌对呋喃妥因、多黏菌素和四环素天然耐药;普通变形杆菌对第一代头孢、氨苄西林、多黏菌素、四环素、呋喃妥因天然耐药。

(十)普罗威登斯菌属

【临床意义】

普罗菲登斯菌属包括 8 个种,临床相关的主要有产碱普罗威登斯菌、拉氏普罗威登斯菌、司徒普罗威登斯菌、雷极普罗威登斯菌和海氏普罗威登斯菌。本菌属与变形杆菌一样,有可能促进尿中结晶形成,与泌尿系结石的形成有关。雷极普罗威登斯菌和司徒普罗威登斯菌可致泌尿道感染和其他肠道外感染,并且司徒普罗威登斯菌具有更高的致病力和耐药性,可引起许多医院感染的暴发流行。产碱普罗威登斯菌一般由患者粪便中,特别是小儿的粪便中检出。而拉氏普罗威登斯菌可从健康人群及腹泻患者的粪便中分离到,但未有证据证明该菌与腹泻直接相关。海氏普罗菲登斯菌存在于健康企鹅的肠道中。

(十一)摩根菌属

【临床意义】

摩根菌属包括 2 个种,分别为摩根摩根菌和耐冷摩根菌。该菌被证明是导致条件性继发感染的病原菌,可引起尿路感染和创伤感染,还可引起腹泻。

(十二)邻单胞菌属

【临床意义】

本属只有 1 个菌种即类志贺邻单胞菌,普遍存在于水和土壤表面。本菌主要引起胃肠炎,好发于夏季,主要与食入生的海产品有关。临床症状可以是短时间的水样腹泻或痢疾样腹泻；也能引起肠道外感染，主要是败血症，在机体免疫力降低时，可引起蜂窝织炎、脑膜炎等。

其他可作为条件致病菌的肠杆菌科细菌还有哈夫尼亚菌属、爱德华菌属、克昌沃尔菌属、拉恩菌属、西地西菌属、塔特姆菌属等，临床较为少见。

五、非发酵菌

非发酵菌的完整提法是"不发酵葡萄糖的革兰阴性杆菌"，指的是一群因缺乏糖酵解的酶类，而只能在有氧的环境中以有氧方式，而不能以厌氧或兼性厌氧方式进行代谢的需氧菌。非发酵菌的类别很多，其中与临床感染关系密切的有假单胞菌属、不动杆菌属、产碱杆菌属、莫拉菌属等。除了铜绿假单胞菌和其他几种极少见的菌种，非发酵菌的毒力一般较低，主要引起体弱者或免疫力低下者的医院内感染。但是，由于严重疾病患者在住院患者中的比例日益增高，特别是一些恶性肿瘤患者以及导管插入术，介入治疗，长期使用抗生素、激素治疗等因素日益普遍，导致非发酵菌已成为多种感染性疾病的重要病原菌。尤其是像铜绿假单胞菌、嗜麦芽窄食单胞菌、鲍曼不动杆菌等多是多重耐药菌株，造成临床治疗困难。

大多数非发酵菌在不同环境中都有其自然定植部位，可成为人类感染的潜在传染源，如医院环境中的各种水源，包括洗涮间、水房、消毒液、雾化器等；各种仪器、用具表面，包括体温计、拖把、毛巾、纱布等；以及身体的某些潮湿部位，如腹股沟、腋窝等。

（一）假单胞菌属

【临床意义】

1.目前属内有 180 多个种和 15 个亚种，常见于医源性感染，以本属中的铜绿假单胞菌最多见和致病力最强，是医院内感染主要的病原菌。铜绿假单胞菌的感染多发生于烧伤、囊性纤维化、急性白血病、器官移植患者，以及年老体弱、免疫力差的患者，感染多位于潮湿部位，可引起伤口感染、烧伤后感染、败血症、肺部感染、尿路感染、化脓性中耳炎、眼部感染(可导致角膜穿孔)等各种化脓性感染以及婴儿腹泻等,还可通过血源性感染导致心内膜炎、脑膜炎、脑脓肿、骨和关节感染等,且大多数心内膜炎需手术置换瓣膜,否则感染难以清除。铜绿假单胞菌耐药性强,天然耐受第一、第二代头孢菌素、第一代喹诺酮类抗生素、复方新诺明,除产生多种 β 内酰胺酶外,还与其外膜通透性低以及主动泵出机制等有关。铜绿假单胞菌还常在感染的部位形成生物膜(BF),具有更强的抗生素抗性(与浮游细菌相比,形成 BF 的细菌对抗生素的抗性可提高 10～1000 倍)。铜绿假单胞菌慢性感染的囊性纤维化患者的呼吸道分泌物中常可见一种异常的黏液样形态的铜绿假单胞菌,这是由于其产生的大量多糖(藻酸盐)包围菌体所致,而藻酸盐的产生导致诊断、治疗的困难。因此,临床上感染的铜绿假单胞菌常难以完全清除。

2.荧光假单胞菌和恶臭假单胞菌可见于水和土壤中,是人类少见的条件致病菌。其中荧光假单胞菌能在 4℃生长,是血制品的常见污染菌;恶臭假单胞菌可引起皮肤、泌尿道感染和骨髓炎等。

按 CLSI/NCCLS 推荐,经美国 FDA 通过的假单胞菌抗生素体外药物敏感试验选择的抗生素分为 4 组:A 组首选药物及常规试验报告的药物为头孢他啶、庆大霉素、哌拉西林、妥布霉素;B 组与 A 组平行做药敏试验,但应选择性报告的药为头孢吡肟、替卡西林、哌拉西林/他唑巴坦、氨曲南、亚胺培南、美罗培南、阿米卡星、环丙沙星、左氧氟沙星;D组或 U 组,作为补充,或仅用于尿路感染的抗生素为洛美沙星或诺氟沙星、氧氟沙星。值得注意的是,在长期应用各种抗生素治疗过程中,铜绿假单胞菌可能发生耐药突变,因此初代敏感的菌株在治疗 3～4d 以后,测试重复分离菌株的药敏试验是必要的。

(二)伯克霍尔德菌属

【临床意义】

目前属内有 60 多个种,临床最多见为洋葱伯克霍尔德菌,本菌的 7 个基因型很难分开,通常称洋葱伯克霍尔德菌复合群,可从各种水源和潮湿表面分离到,为条件致病菌,在医院环境中常污染自来水、体温表、喷雾器、导尿管等,因而引起多种医院感染,包括心内膜炎、败血症、肺炎、伤口感染、脓肿等,在慢性肉芽肿和肺囊性纤维化的患者中常引起高死亡率和肺功能的全面下降。本菌对氨基糖苷类抗生素耐药,对复方新诺明多敏感。根据 CLSI/NCCLS 推荐,洋葱伯克霍尔德菌药敏选药 A 组为:甲氧苄啶—磺胺甲噁唑;B 组为:头孢他啶、米诺环素、美洛培南、替卡西林/克拉维酸、左氧氟沙星;C 组为:氯霉素。

(三)窄食单胞菌属

【临床意义】

目前属内有 8 个种,临床常见菌为嗜麦芽窄食单胞菌,也称嗜麦芽寡养单胞菌,旧称嗜麦芽假单胞菌。分布广泛,可引起条件感染,是目前医院获得性感染的常见病原菌之一,可致多种疾病,包括肺炎、菌血症、心内膜炎、胆管炎、脑膜炎、尿路感染和严重的伤口感染等。本菌对临床常用的大多数抗生素天然耐药,包括碳青霉烯类的亚胺培南(泰能)、美洛培南等,但对复方新诺明几乎 100% 敏感。因此,复方新诺明是临床治疗嗜麦芽窄食单胞菌感染的首选抗生素,也可以根据药敏试验的结果选择。根据 CLSI/NCCLS 推荐,嗜麦芽窄食单胞菌药敏选药:A 组为复方新诺明;B 组为替卡西林/克拉维酸、头孢他啶、米诺环素、左氧氟沙星;C 组为氯霉素。

(四)不动杆菌属

【临床意义】

本菌属目前可分为 21 个种,在自然环境广泛分布,存在于正常人体的皮肤、呼吸道、胃肠道、生殖道,是机会致病菌,在非发酵菌中出现的频率仅次于铜绿假单胞菌而占第 2 位。临床标本中常能分离到的不动杆菌属细菌有醋酸钙不动杆菌、溶血不动杆菌、鲍曼不动杆菌等,最常见的是鲍曼不动杆菌。由于醋酸钙不动杆菌、溶血不动杆菌和鲍曼不动杆菌的表型试验不易区分,很多临床实验室将它们统称为“醋酸钙—鲍曼不动杆菌复合群”,对氨基青霉素类、第一代和第二代头孢菌素、第一代喹诺酮类抗生素均天然耐药。洛菲不动杆菌的耐药性相对要差得多。由于不动杆菌能获得多重耐药性(在医院感染病原菌耐药性的传递中发挥重要作用)和能够在大多数环境表面生存,所以由不动杆菌引起的医院内感染近 10 年来增高的趋势明显,且多是多重耐药菌株。最常见的分离部位是呼吸道、尿道和伤口,所致的疾病包括肺炎、心内膜炎、脑膜炎、皮肤和伤口感染、腹膜炎、尿路感染等。

(五)产碱杆菌属

【临床意义】

目前属内有 15 个种和 8 个亚种,有临床意义的主要有木糖氧化产碱杆菌和粪产碱杆菌。通常是人和动物肠道的正常寄生菌,在皮肤和黏膜也能分离到本菌,水和土壤中等潮湿环境中均有本属细菌的存在。在很多临床标本中也可以分离到,为条件致病菌,主要引起肺炎、菌血症、脑膜炎、尿路感染等。

(六)无色杆菌属

【临床意义】

属内包括 6 个种和 2 个亚种,临床常见木糖氧化无色杆菌,是条件致病菌,可从医院环境和临床标本中分离到,包括血液、痰、尿等标本,可引起医院内感染和暴发流行,主要引起囊性纤维化患者呼吸道感染。

(七)苍白杆菌属

【临床意义】

目前属内有 13 个种,临床常见的有:人苍白杆菌、中间苍白杆菌、嗜血苍白杆菌和假中间苍白杆菌等。可从各种环境和人体部位中分离到,在常规培养基上生长良好,人苍白杆菌主要引起菌血症、眼内炎、脑膜炎、坏死性筋膜炎、胰腺脓肿和足刺伤后引起的骨软骨炎等。对氨基糖苷类、喹诺酮类、复方新诺明等敏感,对其他抗生素多耐药。

(八)金黄杆菌属

【临床意义】

目前属内有 40 多个种,临床常见菌种有:脑膜败血性金黄杆菌(现在命名为脑膜败血性伊丽莎白菌)、产吲哚金黄杆菌。金黄杆菌属为环境菌群,在医院主要存在于有水的环境和潮湿表面,常污染医疗器械和材料引起医源性感染。可以引起术后感染和败血症,也可以导致新生儿脑膜炎,感染与各种插管有关。金黄杆菌属对多种抗菌药物如氨基糖苷类、四环素类、氯霉素天然耐药,但对通常用于治疗阳性菌感染的抗菌药物如利福平、万古霉素、红霉素、克林霉素、复方新诺明敏感。但产吲哚金黄杆菌对万古霉素、克林霉素、红霉素、替考拉宁耐药。

(九)莫拉菌属

【临床意义】

隶属于莫拉菌科,目前属内有 21 个种。莫拉菌属是黏膜表面的正常菌群,致病力低,通常位于呼吸道,较少位于生殖道。医学上重要的莫拉菌是腔隙莫拉菌,能引起眼部和上呼吸道感染;非液化、奥斯陆、亚特兰大、苯丙酮酸等莫拉菌偶尔可引起败血症、脑膜炎、肺炎、肺脓肿及泌尿道感染。多数莫拉菌对青霉素敏感,临床分离株一般可不做药敏试验,但随着耐药菌株的日益增加,β 内酰胺酶检测还是很有必要的。

(十)丛毛单胞菌属

【临床意义】

属内有 21 个种,临床常见菌为土生丛毛单胞菌和睾酮丛毛单胞菌,可从血液、脓液、尿液、胸腹水和呼吸道分泌物等临床标本中分离出,是条件致病菌,可引起菌血症、尿路感染及肺部感染等。

(十一)希瓦菌属

【临床意义】

目前属内有 50 个种。海藻希瓦菌和腐败希瓦菌与临床关系较密切,常引起败血症,肺炎,关节炎,腹膜炎,脓胸,软组织和眼睛等部位的感染。

另外,还有食酸菌属、根瘤菌属、巴尔通体属、甲基杆菌属、黄单胞菌属、鞘氨醇单胞菌属等。

六、弧菌属和气单胞菌属

（一）弧菌属

【临床意义】

1.弧菌属目前共有 90 个种，其中从临床分离的有 12 个种。包括 O1 群、O139 群和非 O1 群霍乱弧菌、副溶血弧菌、拟态弧菌、河流弧菌、豪氏弧菌等。其中，以霍乱弧菌和副溶血弧菌最为重要。根据菌体抗原，O1 群霍乱弧菌分为小川型、稻叶型和彦岛型；根据生物学特性，O1 群霍乱弧菌又分为古典生物型和埃尔托（EITor）生物型。霍乱弧菌是引起烈性传染病霍乱的病原菌，通过侵袭力和霍乱肠毒素致病，可引起严重的呕吐和腹泻，患者腹泻，粪便呈米泔水样。1817 年以来，霍乱弧菌曾引起 7 次世界大流行，前 6 次均为 O1 群霍乱弧菌古典生物型引起，第 7 次为 EITor 生物型引起；1992 年 10 月在孟加拉和印度流行的霍乱为 O139 血清群引起。治疗霍乱需补充水和电解质，纠正脱水，用抗生素的目的是缩短腹泻时间以减少脱水。多数弧菌对四环素敏感，但也有多重耐药现象。

2.副溶血弧菌主要引起肠道感染，进食副溶血弧菌污染的海产品可导致急性胃肠炎和食物中毒。其他能引起伤口感染、中耳炎和败血症等肠外感染的弧菌有解藻酸弧菌、辛辛那提弧菌、创伤弧菌、弗氏弧菌、河流弧菌、麦氏弧菌和皇室鱼弧菌。凡在流行季节有腹泻症状并有食用海产品史或与海水、海洋动物接触后发生伤口感染的患者，均应高度怀疑弧菌属细菌的感染。

（二）气单胞菌属

【临床意义】

1.目前该菌属共有 23 个种和 12 个亚种，广泛存在于淡水、海水、土壤、鱼类和脊椎动物肠道中，人类接触后可引起感染，是人类急性腹泻的重要病原菌。特别是 5 岁以下的儿童易发生气单胞菌性腹泻，大多数病例属于这一年龄段。除了胃肠炎，气单胞菌还与伤口感染、骨髓炎、腹膜炎、败血症、呼吸道感染等有关。临床常见的有嗜水气单胞菌、豚鼠气单胞菌和维氏气单胞菌、杀鲑气单胞菌等。

2.患严重气单胞菌性腹泻的患者可给予特殊抗菌治疗。嗜水气单胞菌对头孢噻吩、氨苄西林、羧苄西林耐药,对四环素敏感性不定,对广谱头孢菌素大多敏感。嗜水气单胞菌通常对复方新诺明、氟喹诺酮、氨基糖苷类抗生素敏感。

第二节 螺旋体、支原体、衣原体、立克次体检验

一、螺旋体

(一)伯氏疏螺旋体

1.螺旋稀疏,运动活泼,革兰阴性,着色困难,姬姆萨染色紫红色,Wright 染色棕红色。营养要求高,微需氧,5%～10% CO_2 促进生长,适宜温度 35℃,生长慢,液体培养基需 2～3 周才观察到菌落。

2.是引起自然疫源性传染病——莱姆病的病原体,野生或驯养哺乳动物是主要的储存宿主,主要传播媒介是硬蜱,叮咬部位多出现移形性红斑,发展至晚期主要表现为慢性关节炎、慢性神经系统或皮肤异常。

3.标本采集:皮损组织、淋巴结抽出液、血液、关节滑膜液、脑脊液和尿液等。

(1)直接镜检:暗视野镜检标本中螺旋体的形态和运动。

(2)标本接种改良的 Kelly(BSK)培养基进行分离培养。

(3)抗体检测:间接免疫荧光法、ELISA、免疫印迹技术等。

(4)PCR 检测标本中的核酸。

(5)动物实验。

(二)钩端螺旋体

1.形态与染色 螺旋数目较多,暗视野镜下似细小珍珠排列成的

细链,一端或两端弯曲成钩状,运动活泼,常使菌体呈 C、S、8 等形状,常用镀银染色法染色。

2.**培养特性**　营养要求较高,在含有血清、蛋白、脂肪酸的培养基(如柯氏培养基)中生长良好,最适温度 28～30℃,最适 pH 7.2～7.4(低于 6.5、高于 8.4 生长不良)。需氧,于液体培养基表面 1cm 内的部位生长最佳,28℃ 1 周左右,呈半透明云雾状浑浊。人工培养基中生长缓慢,28℃ 2 周后能见透明、不规则、扁平菌落。

3.**抵抗力**　耐冷,不耐热和干燥,56℃,10min 或 60℃,1min 即死亡,对化学消毒剂极敏感,75％乙醇、0.1％盐酸、硫酸 10～15min 内、0.5％来苏儿 10～30min 内迅速死亡。对青霉素、金霉素及庆大霉素极敏感,但对磺胺类药物耐药。

4.**致病性**　一种典型的人、畜共患性疾病及自然疫源性疾病,最常见的储存宿主是鼠类和猪,人类主要感染途径是接触了疫水。

5.**检验**　发病 1 周内血液的阳性率高,1 周后尿和脑脊液等的阳性率高。

(1)直接镜检:暗视野镜检标本中螺旋体的形态和运动,也可用 Fontana 镀银染色法及荧光抗体染色法。

(2)标本接种 Korthof 培养基分离培养。

(3)可采用间接免疫荧光法、ELISA 等检测抗体,有脑膜刺激征的抽取脑脊液检测抗体。

(4)PCR 检测标本中的核酸。

(5)动物实验。

(三)密螺旋体

有多个规则螺旋,两端尖,分致病性和非致病性两大类,对人致病的密螺旋体有苍白密螺旋体和品他螺旋体两个种。前者分 3 个种:苍白亚种引起人类梅毒,地方亚种引起地方性梅毒,极细亚种引起雅司病。

(四)梅毒螺旋体

为密螺旋体,两端尖直,暗视野镜检运动活泼,常用 Fontana 镀银染色呈棕褐色,新鲜标本不染色可直接在暗视野下观察其形态和运动方式。不能在人工培养基上生长繁殖。

1.抗原成分

(1)特异性抗原:表面特异性抗原具属特异性,无种特异性。

(2)类属抗原:可刺激机体产生沉淀素抗体或补体结合抗体。抵抗力极弱,对温度、干燥特别敏感,离体在外环境中 1～2h 即死亡,对常用化学消毒剂亦敏感,1%～2%石炭酸数分钟死亡,对青霉素、四环素、红霉素、庆大霉素均敏感。梅毒是由梅毒螺旋体引起的慢性传染病,可分为后天性梅毒和先天性梅毒,前者主要通过性接触感染,后者从母体通过胎盘传给胎儿,偶然可经输血感染。

2.检验

(1)直接镜检:一期取硬下疳渗出液,二期取梅毒疹渗出液,制成涂片用暗视野镜检,如有运动活泼的密螺旋体有助诊断。也可经镀银染色、姬姆萨染色后光学显微镜检查。

(2)血清学试验:包括非螺旋体抗原试验和螺旋体抗原试验。

二、支原体

1.支原体的生物学特性

(1)形态与结构:个体微小,多形态,革兰阴性,常用姬姆萨染色。与细菌区别的主要特点是无细胞壁,仅有细胞膜。细胞膜中胆固醇类含量高,因此凡能作用于胆固醇的物质可破坏细胞膜致其死亡。

(2)培养特性:需氧或兼性厌氧,95%N_2、5%CO_2 环境中生长良好,营养要求较一般细菌高。菌落特征与细菌 L 型菌落极相似,37℃ 3～10d 可观察到菌落呈"荷包蛋"样生长。不同点在于:细菌 L 型在无抗生素等诱导因素作用下,易返祖为原菌,而支原体不出现返祖现象。

(3)生化反应:常以发酵葡萄糖、水解精氨酸和尿素等作为初步鉴别依据。肺炎支原体、生殖道支原体可分解葡萄糖,产酸不产气,人型支原体不分解葡萄糖,可利用精氨酸产 NH_3。解脲支原体不能利用葡萄糖和精氨酸,可分解尿素产碱。进一步鉴别的依据有:四氮唑还原能力、亚甲蓝抑制、溶解红细胞、吸附红细胞等。

(4)抗原成分:抗原性主要来自细胞膜,生长抑制试验(GIT)和代谢抑制试验(MIT)利用抗原的型特异性作鉴别依据。

(5)抵抗力:对热的抵抗力较弱,45℃,15～30min 或 55℃,5～15min 即死亡,耐冷,不耐干燥,容易被重金属盐类、石炭酸、来苏儿等化学消毒剂灭活。因无细胞壁,对青霉素、头孢菌素等不敏感,对四环素、红霉素等敏感。

2.肺炎支原体典型形态　类似酒瓶状,姬姆萨染色淡紫色,最适 pH 7.6～8.0,P1 蛋白是肺炎支原体的主要特异性免疫原,是血清学诊断的主要抗原。主要通过飞沫传播,是人类原发性非典型性肺炎的主要病原体之一。分离与鉴定是确诊支原体感染的可靠方法之一,初次分离生长缓慢,常不出现"荷包蛋"样,需经数次传代后,菌落才开始典型,时间需 1～2 周或更长,对临床快速诊断意义不大。生化反应:①发酵葡萄糖产酸,不能利用精氨酸、尿素;②TTC 还原试验:使无色 TTC 还原为粉红色;③GIT 及 MIT 试验;④能发生红细胞吸附。

血清学试验:

(1)特异性血清学试验。①ELISA:敏感性、特异性高,可检测 IgM 和 IgG 抗体。②补体结合试验:一般血清滴度≥1∶64～1∶128 即为阳性,双份血清效价至少有 4 倍增长有诊断价值,主要检测 IgM 抗体,初次感染阳性,再次感染阴性。③间接血细胞凝集试验:主要检测 IgM 抗体,敏感度略高于补体结合试验。

(2)非特异性血清学试验。将患者的稀释血清与 O 型 Rh 阴性红细胞在 4℃下做冷凝集试验,血清滴度≥1∶64 为阳性,双份血清至少效价有 4 倍增长才有诊断意义。

3.解脲支原体液体培养　培养基中菌体镜下呈球形,姬姆萨染色呈紫蓝色,最适 pH 为 5.5～6.5,本菌具有尿素酶。可分解培养基中的尿素产氨,令 pH 升高,可加速其死亡。本菌具有种特异性抗原——脲酶抗原。是人类生殖道最常见的寄生菌之一,条件致病,主要通过性行为传播,是非淋菌性尿道炎的主要病原体之一。

采集相应标本如尿液、前列腺液、精液、阴道分泌物等,最好在95％N_2和5％CO_2环境中,37℃孵育,如出现典型菌落,则进行生化试验及特异性血清学 MIT 和 GIT 试验进行最终鉴定。

三、衣原体

1.衣原体

(1)生物学性状:衣原体是一群体积较小,能通过细菌滤器,细胞内专性寄生,并有独特发育周期的原核细胞型微生物。

①原体:外有胞壁,内含核质,为成熟的衣原体,姬姆萨染色呈紫色,Macchiavello 染色呈红色,无繁殖能力,有高度感染性。

②网状体(始体):无胞壁,内无核质,有纤细网状结构,姬姆萨和Macchiavello 染色均蓝色,为衣原体发育周期的繁殖型,不能自胞外存活,无感染性。

③发育周期:原体与易感细胞表面特异受体吸附,进入细胞形成吞噬小泡,后增大为网状体,8h 后,网状体构成各种形状的包涵体,18～24h 后,网状体浓缩形成原体,后随宿主细胞破裂而出,再感染新易感细胞,开始新的发育周期。每个发育周期需 40～72h。

④抗原成分:抗原性相当复杂,有属、种、型等特异性抗原。

⑤分离培养特性:专性细胞内寄生,绝大多数能在鸡胚卵黄囊中生长繁殖,也可在传代细胞中培养。

⑥抵抗力:衣原体抵抗力弱,沙眼衣原体 35～37℃ 48h 左右失去活性,不耐热,50℃,30min 或 56～60℃,5～10min 可杀死,耐寒,冰冻条件下数年仍有活性,0.1％甲醛或 0.5％石炭酸溶液 24h 杀死沙眼衣原体,2％来苏儿仅需 5min,对四环素、青霉素、红霉素、螺旋霉素、利福平较敏感。

(2)沙眼衣原体的临床意义

①沙眼:主要通过眼—眼或眼—手—眼进行直接或间接接触传播。

②包涵体结膜炎:婴儿经产道时可致包涵体结膜炎,眼结膜炎是致盲的主要原因。

③泌尿生殖道感染:是经性接触传播引起的非淋菌性泌尿生殖道感染的主要病原,男性尿道炎最常见的病因之一,女性可引起尿道及生殖道炎症,也可与妇女不孕症有关。

④性病淋巴肉芽肿:由沙眼衣原体 LGV 生物亚种 L 血清型引起,主要通过性接触传播,引起腹股沟淋巴结炎为特征的性病,又称第四性病。

2.衣原体的微生物检验

(1)姬姆萨染色:原体紫红色,始体蓝色,包涵体深紫色。沙眼衣原体包涵体密度低,鹦鹉热和肺炎衣原体包涵体呈深密度。

(2)碘液染色:沙眼衣原体包涵体可被碘液染成深褐色,呈阳性。鹦鹉热和肺炎衣原体碘染色阴性。

(3)酶免法检测抗原:可检测临床标本中的可溶性抗原,能在几小时内完成。

(4)核酸检测:构建特异性引物或探针,利用 PCR、核酸探针技术进行检测,具有属特异性。

(5)分离培养:均可用鸡胚卵黄囊和组织细胞培养,鹦鹉热衣原体常用小鼠分离。①鸡胚卵黄囊接种。②细胞培养:目前沙眼衣原体多用 McCoy 细胞,鹦鹉热衣原体多用 Hela229 细胞系进行培养,肺炎衣原体适合用 HEP-2 和 HL 细胞系培养。可以用细胞生长抑制剂抑制宿主细胞生长达到较好的培养效果。③小白鼠接种:主要用于鹦鹉热衣原体的分离,沙眼衣原体不敏感。

(6)检测抗体:用补体结合试验、微量免疫荧光法、酶免法检测抗体。

四、立克次体

1.共同特征　是一类寄生于细胞内的原核微生物,共同特征:

(1)大多为人畜共患病原体,引起人类发热及出血性疾病。

(2)以节肢动物为传播媒介或宿主。

(3)革兰阴性杆菌。

(4)专性活细胞内寄生,极少数除外。

(5)对多种抗生素敏感,但磺胺类药物不敏感。

(6)菌体内同时含有 DNA 和 RNA。

(7)以二分裂方式繁殖。

2.生物学特性

(1)形似小杆菌,有不同的多形性(球杆状、丝状等),无鞭毛或荚膜,革兰染色不易着色,姬姆萨染紫红色,两端浓染,Macchiavello 染红色,Gimenez 染红色(背景绿色),恙虫病立克次体则不同,Macchiavello 染蓝色,Gimenez 染黯红色(背景绿色)。

(2)抗原组成构造:有两类特异性抗原:群特异性和种特异性,前者为可溶性抗原,后者为颗粒性抗原。斑疹伤寒等立克次体与变形杆菌某些 X 株有共同的抗原,因此临床上常用后者代替前者进行非特异性凝集反应,这种交叉凝集试验称为外斐反应,用于立克次体病的辅助诊断。

(3)培养特性:方法有鸡胚卵黄囊培养、细胞培养,初代分离可用豚鼠等动物接种,汉赛巴通体用新鲜巧克力平板接种,35℃、5%CO_2 培养 2 周左右才长出菌落。

(4)致病性:发热、头痛、皮疹及中枢神经系统症状为立克次体病的特征。立克次体斑疹伤寒群主要分为普氏立克次体及莫氏立克次体,前者常以人的体虱为传播媒介,引起人—人传播的流行性斑疹伤寒(或称虱传斑疹伤寒),后者的宿主是鼠类,传播媒介是鼠蚤(虱),引起地方性斑疹伤寒(或称鼠型斑疹伤寒),恙虫病立克次体通过恙螨叮咬传入,引起恙虫病。

3.微生物学检验

(1)标本的采集:发病初期、急性期的患者血液较易检出病原体,发病1周内并在使用抗生素前采集患者血液。血清学标本一般采集3份,分别取自病程早期、病后10～14d及病后21～28d,如患者已使用抗生素,需采集4份标本。

(2)标本直接检查:用荧光抗体染色或常规染色镜检,或采用PCR技术和核酸探针检测。

(3)斑疹伤寒、恙虫病和Q热病原体分离多用动物(鼠)接种,汉赛巴通体用人工培养基,埃立克体用细胞培养。

(4)目前检测的常用方法有间接免疫荧光(IFA)试验及ELISA间接法。IFA试验方法敏感,所需时间短,材料少,一般滴度在1：16或以上为阳性,单份血清滴度≥1：128或有4倍增长者可作为立克次体病的现症诊断。

(5)凝集试验分为特异性凝集和非特异性凝集试验两种:①特异性凝集试验:微量血凝试验(MA)达1：8以上者为阳性,间接血凝试验(IHA)达1：50以上者有诊断价值,乳胶凝集试验(LA)结果与IHA结果相吻合。②非特异性凝集试验(外斐试验):缺乏敏感性和特异性,一般血清滴度达1：160为阳性,病程中双份或多份血清试验,效价至少有4倍增长才有诊断意义。

第三节　病毒

一、病毒的基本特性

1.类非细胞型微生物　个体极小,可通过细菌滤器。遗传物质仅为1种核酸,外被蛋白质衣壳或包膜,只能在活细胞内寄生,以复制的方式增殖,近75%的临床微生物感染是由病毒引起。

2.形态结构

(1)大小和形状:测量大小的单位为纳米,形态可分球形或近似球形、杆状、弹形、砖形、蝌蚪形等。

（2）基本结构：指病毒的核心、衣壳两部分。核心充满一种类型的核酸：DNA或RNA，构成病毒的基因组。核心还含少数功能蛋白，主要是病毒早期复制所需的一些酶。衣壳是包围在核酸外的一层蛋白质，由壳粒聚合而成，可保护核酸免受核酸酶及其他理化因素的破坏。

（3）辅助结构：病毒成熟后以出芽方式释放时，获得包围在核衣壳外的宿主细胞成分。包膜嵌有病毒编码的糖蛋白，具有病毒的特异性。

3.增殖　须依赖宿主细胞，以自我复制方式增殖，复制周期可分为吸附、穿入、脱壳、生物合成、组装与成熟、释放6个阶段。若病毒进入细胞后的环境不利于它的复制，不能组装或释放有感染性的颗粒，称为顿挫感染。因为病毒基因组不完整或基因位点改变而复制出不完整无感染性的病毒，称为缺损病毒。当两种不同的病毒或两株性质不同的同种病毒，同时或先后感染同一细胞或机体时，可发生一种病毒抑制另一种增殖的现象，称为病毒的干扰现象。干扰现象是机体非特异性免疫的一部分，当一个细胞受到两种或两种以上的病毒感染时，还可出现双重感染、互补、加强、表型混合与病毒杂交等现象。

4.噬菌体　那些能侵袭细菌等并在其中增殖，引起细菌等裂解的病毒称噬菌体。噬菌体具有识别细菌表面特异受体的功能，这种特异性是极为严格的。噬菌体感染细菌后出现两种后果：一是噬菌体增殖并裂解细菌，建立溶菌周期；二是噬菌体在细菌内不增殖，其核酸整合于细菌染色体内，并随细菌分裂而将核酸传至子代细菌中，建立溶原状态。

二、非寻常病毒

非寻常病毒是比病毒更小、更简单的致病因子，又称亚病毒因子，包括类病毒、卫星病毒和朊粒等。朊粒不含核酸，主要成分是蛋白酶抗性蛋白，对理化作用抵抗力强，具有传染性，是引起传染性海绵状脑病的病原体，导致中枢神经系统退化性病变，引起牛海绵状脑病，俗称疯牛病。

三、病毒的处理

1.采样 应在患者急性期或发病初期采样,根据不同病情采集不同标本,如鼻咽分泌物、脑脊液、血液、粪便等。

2.标本运送保存 大多数病毒抵抗力较弱,室温易被灭活,因此标本要快速处理,注意冷藏,4℃可保存数小时,长时间保存需−70℃。对于处理过程中易失去感染性的标本,冻存时应加适当保护剂如甘油或二甲基亚砜等。

3.标本处理 凝固的血液需先离心,血清才可用于病毒分离,肝素抗凝全血、脑脊液、胸腔积液、水痘液以及尿液均可直接分离培养,有些标本如粪便等,常需复杂处理过程。

4.组织培养 包括器官培养、组织块培养和细胞培养,目前常用细胞培养。对不同的欲检测病毒要选择适当的培养细胞。根据细胞的来源、染色特征及传代次数分3种类型:①原代和次代细胞培养;②二倍体细胞株;③传代细胞系。

5.鸡胚接种 鸡胚常用于病毒的原代分离,如乙型脑炎病毒以接种卵黄囊为最佳,羊膜腔和尿囊腔适合于流感病毒和腮腺炎病毒,绒毛尿囊膜对痘类病毒和疱疹病毒非常敏感。

6.动物接种 常用新生小鼠或乳鼠分离病毒,需选择相应的敏感动物以及相应的合适部位(鼻内、皮内、皮下、脑内、腹腔内、静脉等),如嗜神经病毒(流行性乙型脑炎病毒)最好接种于小鼠脑内。

四、病毒的鉴定

1.初步鉴定 根据临床症状、生物学特征等初步判断病毒的科及属,如B组柯萨奇病毒仅对新生乳鼠有致病性,对成年小鼠无致病性;腺病毒可使细胞肿胀,颗粒增多,病变细胞聚集成葡萄状等;耐酸试验可将肠道病毒与鼻病毒大致区分开。

2.最终鉴定 选择适当的血清学方法进行最后鉴定,常用的有中和试验、补体结合试验、血凝抑制试验、免疫荧光试验、酶免疫试验等。

3.光学显微镜直接检查病毒包涵体　在普通光学显微镜下,胞质或胞核内的包涵体呈现嗜酸性或嗜碱性染色,可作为病毒感染的辅助诊断,不是特异性试验。

4.电子显微镜直接检查病毒颗粒　可从病毒形态上做出明确的鉴别诊断。

5.利用特异性免疫血清检测标本中的病毒抗原　常用免疫荧光技术、酶免疫技术、放射免疫法、反相间接血凝和对流免疫电泳等方法。

6.检测 IgM 和 IgG 抗体　常用中和试验、补体结合试验、血凝抑制试验及免疫扩散、放射免疫法及酶联免疫吸附法。IgM 抗体在感染的早期出现,因此标本采集时间对检测结果影响很大。IgG 抗体检测需采集感染急性期与恢复期双份血清,恢复期 IgG 效价必须比急性期增高 4 倍以上才有诊断意义。

7.可用核酸杂交和 PCR 技术检测病毒特异基因片段　但检出病毒核酸并不等于检出具有传染性的病毒颗粒。

五、常见的病毒

1.流感病毒　属正黏病毒科,具多形性,感染性较强。其结构由内至外分为 3 层。

(1)核心:位于最内层,由核酸和核蛋白组成,核酸为单负股 RNA,易发生基因重组,引起变异;核蛋白为型特异性抗原,抗原性稳定,很少变异。

(2)基质蛋白(M 蛋白):位于包膜与核心之间,有保护核心与维持病毒外形的作用。

(3)包膜:位于 M 蛋白外面,为脂质双层,镶嵌突出于病毒表面的两种结构蛋白,一为血凝素(HA),二为神经氨酸酶(NA),其抗原性是划分流感病毒亚型的依据。不耐热,对干燥、日光、紫外线以及甲醛、乙醇等均敏感。在呼吸道柱状上皮细胞内复制,随飞沫传播,依靠血凝素与相应受体结合,感染细胞。

2.副流感病毒　副黏病毒科、副黏病毒亚科、副黏病毒属,形态结构跟流感病毒类似,核酸为单负股 RNA,不分节段。包膜嵌有两种糖蛋白刺突,一种为 HN,有血凝和神经氨酸酶活性,有流感病毒 HA 的吸附作用;另一种为 F,有使病毒进入宿主细胞并使病毒传播的作用。抵抗力弱,不耐酸,对热敏感。经感染者呼吸道分泌物通过人与人密切接触或气溶胶传播。

3.呼吸道合胞病毒　副黏病毒科、肺病毒亚科、肺病毒属,单个病毒颗粒具有多形性,电镜负染色呈球形。核酸为单负股 RNA,不分节段。包膜上的 G 蛋白作用类似流感病毒的血凝素蛋白 HA,F 蛋白为融合蛋白,介导病毒穿入和细胞融合。G、F 蛋白均有较强的免疫原性,能刺激机体产生中和抗体。抗 F 抗体中和病毒能力比抗 G 抗体强。是引起婴幼儿下呼吸道疾病最常见的病毒,经飞沫传染。

4.腺病毒　无包膜病毒,核心为单一线形双股 DNA,不能在鸡胚中增殖,只能在人源组织细胞中增殖。细胞病变可聚集成葡萄串状,细胞核中形成嗜碱性包涵体。对酸和乙醚不敏感,对低温耐受,56℃,30min 可被灭活。常年流行,引起呼吸道疾病,机体在病毒感染后可获得对同型病毒的持久免疫力。

5.麻疹病毒　副黏病毒科、麻疹病毒属,核心为单负链 RNA,3 种衣壳蛋白(L、P、N),外被包膜,包膜内为 M 蛋白,表面有血凝素(H 蛋白)和融合蛋白(F)。H 蛋白与病毒受体 CD46 结合,感染宿主。病毒抵抗力不强,对阳光和一般消毒剂敏感。麻疹是儿童时期最常见的急性呼吸道传染病,飞沫传播,冬春季易发。

6.风疹病毒　核心为单正链 RNA,外被包膜,表面有血凝素,能在绿猴肾、兔肾和人胚肾细胞内增殖,抵抗力不强,不耐热,对脂溶剂敏感,紫外线能灭活病毒。风疹为急性呼吸道传染病。

7.肠道病毒　由简单的衣壳和单股 RNA 组成。能在猴肾,人胚肾,人羊膜细胞、HEPL2 细胞、HeLa 细胞中增殖,最适生长温度为36～

37℃,抵抗力较强,在污水及粪便中可生存数月。对酸及乙醚稳定,对紫外线、干燥及热敏感,56℃,30min可灭活。经粪—口途径传播,病毒的靶器官以神经系统、肌肉和其他系统为主,脊髓灰质炎病毒可损害脊髓前脚运动神经细胞,导致脊髓灰质炎(小儿麻痹症)。

8.轮状病毒 核心含双链RNA,外被双层衣壳,内层核衣壳的壳粒呈放射状排列,犹如车轮状外形。常用的细胞为原代猴肾细胞和传代猴肾细胞。抵抗力强,耐酸碱,耐乙醚,56℃,30min可灭活,可被消毒剂灭活。是引起婴幼儿急性腹泻的主要病因,A组感染引起婴幼儿急性胃肠炎,B组引起成人腹泻,无明显季节性。

9.乙脑病毒 基因组为单正链RNA,其结构蛋白有3种:M、C和E。M位于包膜内面,C在衣壳中,E是镶嵌在包膜上的糖蛋白,组成血凝素。出生2~3d的乳鼠为最易感动物,经脑内接种后3~5d即可发病。病毒抗原性稳定,很少变异。通过三带喙库蚊叮咬传播,猪为最重要的宿主和传染源。

10.登革热病毒 形态结构与乙脑病毒相似,由抗原性不同分为1、2、3、4四个血清型,可用蚊体胸内接种培养,也可用白纹伊蚊的传代细胞(C6/36株)或地鼠肾细胞进行培养,可用初生小鼠进行动物接种。病毒储存于人和猴,通过埃及伊蚊和白纹伊蚊等传播。感染人体后,在毛细血管内皮细胞和单核细胞中增殖,引起发热、肌肉和关节酸痛、出血及休克等。

11.汉坦病毒 核酸为单负股RNA,有长、中、短3个片段。可在人肺传代细胞(A549),非洲绿猴肾细胞(Vero-E6),人胚肺二倍体细胞(2BS)及地鼠肾细胞中增殖,易感动物有多种:黑线姬鼠、长爪沙鼠、大鼠、乳小鼠、金地鼠等。对脂溶剂敏感,对酸抵抗力弱,60℃,1h可被灭活。可引起肾综合征出血热(HFRS),有2周的潜伏期,可引起流行性出血热,起病急,典型临床症状为高热、出血和肾损害,伴有三痛(头痛、眼眶痛、腰痛)及红(面、颈、上胸部潮红)。

12.单纯疱疹病毒 为有包膜的DNA病毒,由长片段(L)和短片段

（S）组成，为双股线状 DNA。该病毒能在多种细胞内增殖，如原代兔肾、人胚肺、人胚肾细胞或地鼠肾细胞等。细胞被感染后很快出现嗜酸性核内包涵体。可感染的动物种类较多，如家兔、豚鼠、小鼠等。该病毒有两种血清型，HSV-1 和 HSV-2。可通过直接接触和性接触传播，也可经飞沫及垂直传播。

13.水痘—带状疱疹病毒　基本特性与 HSV 相似，为线状双股 DNA 病毒。一般实验动物及鸡胚对 VZV 均不敏感，但能在人胚二倍体肾细胞（HFDK）或人胚二倍体肺细胞（HFDL）中增殖，受感染的细胞出现嗜酸性核内包涵体和多核巨细胞。可引起水痘和带状疱疹，前者为原发感染引起，后者为复发感染所致，主要发生于儿童，带状疱疹多发生于成人和老人。

14.巨细胞病毒　形态与基因组结构与 HSV 极为相似，但感染的宿主及细胞范围均狭窄，且种属特异性高，即人 CMV（HCMV）只能感染人。HCMV 体外培养只能在人成纤维细胞中增殖。细胞培养中增殖缓慢（需 2～6 周），细胞核变大形成巨大细胞，内有致密的嗜碱性包涵体，形似猫头鹰眼特征。56℃ 30min，低 pH、乙醚、紫外线、反复冻融均能使 CMV 灭活。病毒可通过多种途径传播：正常人感染，免疫功能缺损的个体感染，先天性和围生期感染。

15.EB 病毒　形态与其他疱疹病毒相似，不能用常规的疱疹病毒培养方法进行培养，一般用人脐血淋巴细胞或从外周血分离的 B 淋巴细胞培养。由病毒抗原表达时所处的增殖周期不同，可将 EBV 抗原分为 3 类：

（1）潜伏期表达的抗原，包括 EBV 核抗原（EBNA）和潜伏期膜蛋白。

（2）EBV 增殖早期抗原（EA）。

（3）病毒增殖晚期抗原，包括 EBV 衣壳抗原（VCA）及 EBV 包膜抗原（MA）。流行广泛，主要经唾液传播，也可因输血传染。主要侵犯 B 淋巴细胞。

16.**甲型肝炎病毒**　无包膜,核心为单正股 RNA,抵抗力较其他小RNA 病毒强,60℃ 10～12h 后仍具感染性,85℃立即灭活,对乙醚、氯仿及 pH3 的酸性环境有抵抗力。微生物学检查以测定病毒抗原或抗体为主。感染早期一般用 RIA 或 ELISA 检测患者血清中抗-HAVIgM。可引起甲型肝炎,主要通过粪—口传播,传染源多为人。

17.**乙型肝炎病毒**

(1)形态与结构:3 种特有颗粒。①大球形颗粒:具感染性的 HBV完整颗粒,呈球形,又称 Dane 颗粒。外衣壳相当于一般病毒的包膜,HBV 的表面抗原(HBsAg)镶嵌于包膜的脂质双层中。内衣壳位于外衣壳里面,是 HBV 的核心抗原(HBcAg)。用酶或去垢剂作用后,暴露出 e 抗原(HBeAg)。②小球形颗粒:成分为 HBsAg,无传染性,不含病毒核酸 DNA 及 DNA 多聚酶;③管形颗粒:成分为 HBsAg,由多个小球型颗粒"串联而成",不含病毒核酸。基因组为双链 DNA 环状,长链为负链,短链为正链,高度压缩,重复利用。

(2)抗原成分:有 HBsAg、HBcAg、HBeAg。①HBsAg 是 HBV 感染的主要标志物,由病毒 DNA 的 S 区编码;②HBcAg 由病毒 DNA 的CORF 编码,免疫原性强,抗-HBcIgG 血清中持续时间长,抗-HBcIgM提示 HBV 处于复制状态;③HBeAg 为可溶性蛋白质,由病毒 DNA 的CORF 编码,作为 HBV 复制及具有强感染性的一个指标。

(3)抵抗力:对理化因素抵抗力较强,60℃,10h,98℃,1min,乙醚、pH2.4 的酸性环境 6h 均不能有效灭活病毒。

(4)常采集血液标本检测 HBV 的血清标志物,方法主要为 RIA 和ELISA 等,其中 HBsAg 的检测最为重要,可发现无症状携带者,是献血员筛选的必检指标。

(5)可致乙型肝炎,主要通过破损皮肤和黏膜侵入机体,传染源为HBV 携带者及患者的血液、唾液、精液和阴道分泌物等,传播途径可分为血液传播、性传播、母婴传播。

18.**丙型肝炎病毒**　有包膜的单正股 RNA 病毒,可感染黑猩猩并在体内连续传代,引起慢性肝炎,不能用体外细胞进行分离。抗原成分主要有核衣壳蛋白、包膜蛋白及非结构蛋白。对各种理化因素抵抗力弱,对酸、热均不稳定。沸水 5min 或 60℃,30min 均可丧失感染性,对氯仿、乙醚等有机溶剂敏感。主要经输血或其他非肠道途径(如共用针头、血透析等)传播。

19.丁型肝炎病毒 核心含 HDV 抗原(HDAg)和 HDV-RNA 基因组,基因组为单负链环状 RNA,外为 HBsAg。HDV 不能独立复制,需 HBV 辅助才能增殖,对 HDV 敏感的动物有黑猩猩、东方土拨鼠等。HDV 感染通常引起严重和进行性的肝病,传播方式主要是经血传播,也通过密切接触及母婴垂直传播,只有在感染了 HBV 的人群或是与 HBV 同时侵入才能发生。

20.戊型肝炎病毒 无包膜,基因组为正单股 RNA,体外培养不易成功,敏感动物为灵长目,如猕猴和黑猩猩,对高盐、氯化铯、氯仿和反复冻融敏感。HEV 可引起戊型肝炎,主要经粪—口途径传播,患者多为成人,未成年者大多为隐性感染。

21.人类免疫缺陷病毒 有 HIV-1 和 HIV-2 两型,1 型是引起全球艾滋病的病原体,2 型主要存在非洲西部。

(1)基本特性。①为 RNA 病毒,核心含有 RNA、逆转录酶和核衣壳蛋白,外被为脂蛋白包膜,其中镶嵌有 gp120 和 gp41 两种特异的糖蛋白,gp120 与 CD4 受体蛋白结合,gp41 为跨膜蛋白。②包膜糖蛋白 gp120 与细胞上的 CD4 受体结合,包膜与细胞膜发生融合。核衣壳进入细胞质内脱壳,释放核心 RNA。逆转录酶发生作用,以 RNA 为模板进行复制。子代 RNA 与一些合成的结构蛋白装配成核衣壳,从宿主细胞膜获得包膜,形成有感染性的子代病毒,以出芽方式释放到细胞外。③病毒受体与细胞亲嗜性,HIV 的主要靶细胞是 CD4T 淋巴细胞和单核—巨噬细胞亚群。CD4 是 HIV 的主要受体,还有两种辅助受体 CXCR4 和 CCR5,前者是 HIV 的亲 T 细胞病毒株的辅助受体,后者是 HIV 的亲巨噬细胞病毒株的辅助受体。④在体外仅感染表面有 CD4

受体的 T 细胞、巨噬细胞,因此常用新鲜分离的正常人 T 细胞或患者自身分离的 T 细胞培养病毒。⑤抵抗力较弱,56℃,30min 可灭活,可被消毒剂灭活,但室温病毒活性可保持 7d。

(2)检验。病毒标志是指病毒培养或用分子生物学方法直接从感染者体内分离 HIV 或其基因物质。免疫标志是指 HIV 抗原及抗体等免疫复合物。检测方法有:①抗原检测,常用间接 ELISA 法检测 p24 抗原。②抗体检测,常用方法有初筛试验:酶联免疫吸附试验(ELISA)、酶免法(EIA)、免疫荧光法(IFA)、凝集试验;确证试验:免疫印迹试验(WB)、放射免疫沉淀试验等。③相关标志,是指与艾滋病病情发展或 HIV 感染密切相关的,存在于体内的某些化学物质,如 CD4 细胞、新蝶呤、白细胞介素等。

(3)致病性。HIV 是获得性免疫缺陷综合征(AIDS,艾滋病)的病原体。AIDS 的主要特征:侵犯 CD4 细胞为主,造成细胞免疫功能缺陷,继发体液免疫功能缺损,传染源是 HIV 无症状携带者和 HIV 患者,传播途径主要为性接触传播、血液传播、母婴传播。从 HIV 感染到发展为典型 AIDS 分 4 个阶段:急性感染期、无症状感染期、艾滋病相关综合征、艾滋病(艾滋病完全型)。

22.狂犬病毒 外形似子弹状,含单负股 RNA,外为脂蛋白包膜,表面有许多糖蛋白刺突,与病毒的感染性和毒力有关,是一种嗜神经性病毒,可感染的动物范围较广。在易感动物或人的中枢神经细胞中增殖时,胞质内形成嗜酸性包涵体,称内基小体,在诊断上很有价值。可引起人类狂犬病,此病大多由病犬咬伤所致,也可因猫、狼以及其他带菌动物咬伤所致。发病时典型的表现是神经兴奋性增高,吞咽、饮水时喉头肌痉挛,甚至闻水声或轻微刺激包括光线均可引起全身痉挛发作,又称恐水病。最后因昏迷、呼吸循环衰竭而死亡。检验:人被犬和其他动物咬伤后,将该动物隔离,7~10d 不发病,认为该动物没患狂犬病或咬人时唾液中无狂犬病病毒,若隔离动物观察期间发病,即取其海马回部组织做切片或涂片,用 HE 染色检查内基小体或用直接荧光抗体法

(DFA)检测病毒抗原,或用 ELISA 法查抗原。

23.人乳头瘤病毒   由病毒衣壳和双链环状 DNA 组成,具宿主和组织特异性,只能感染人皮肤、黏膜上皮细胞,在易感细胞核内增殖形成核内嗜酸性包涵体,目前为止 HPV 组织培养尚未成功。HPV 可通过性接触感染,引起尖锐湿疣,主要由 HPV6 引起。HPV16、HPV18、HPV31、HPV33 等型别可引起宫颈内瘤样变,严重者可发展为浸润癌。根据病史及典型临床表现可作诊断,常用的方法有核酸分析、原位杂交、DNA 印迹、PCR。

第四节   真菌及其检验

一、基本特性

1.真菌是真核细胞型微生物,属真菌界,具有典型细胞核,以寄生方式生存,由单细胞或多细胞组成,能进行有性生殖和(或)无性生殖。自然界分布广泛,数量极多,绝大多数对人类有益,如食用真菌、能产生抗生素的真菌等,致病的仅 150 余种。主要真菌有接合菌亚门、子囊菌亚门、担子菌亚门和半知菌亚门,绝大部分致病性真菌属于半知菌亚门。

2.形态有单细胞和多细胞两种。单细胞真菌常见的有酵母菌或类酵母菌,以出芽方式繁殖,类酵母菌有假菌丝,如白假丝酵母、隐球菌。多细胞真菌由菌丝和孢子组成,菌丝形成丝状体,称为丝状菌(霉菌),如皮肤癣菌等。另外,因寄生环境或培养条件不同而出现两种形态的真菌称为二相性真菌。在培养基上 37℃培养为酵母型真菌,25℃培养为霉菌型真菌,如球孢子菌、组织胞质菌、芽生菌和孢子丝菌、副球孢子菌等。

3.真菌的结构。基本结构为菌丝和孢子。

4.真菌的培养与繁殖。不需复杂的营养就能生长,最常用的为沙保弱培养基,最适温度为 22～28℃,某些深部病原性真菌在 37℃生长良好,最适 pH 5.0～6.0。少数酵母菌以二分裂繁殖,多数以出芽、形成菌丝、产生孢子以及菌丝分支与断裂等方式繁殖。真菌的繁殖力极强,但生长速度较慢,如皮肤丝状菌,2 周才形成典型菌落。真菌菌落有 3 种类型。

(1)酵母型菌落:酵母菌及隐球菌多为此种菌落。

(2)酵母样菌落:如白色念珠菌。

(3)丝状菌落:菌落呈棉絮状、绒毛状或粉末状,正面和背面可有不同颜色,常作为鉴定菌种的参考,如毛霉菌和皮肤丝状菌等。

5.真菌抵抗力。真菌对热的抵抗力弱,一般 60℃ 1h 即被杀死。对干燥、日光、紫外线及多数化学药品的耐受性较强;对 1％～3％石炭酸、2.5％碘酒、0.1％的升汞及 10％甲醛比较敏感。对常用抗生素如四环素、青霉素、链霉素等均不敏感,灰黄霉素、制霉菌毒、两性霉素等对某些真菌有抑制作用。

6.可引起人类真菌性感染、真菌性变态反应和真菌毒素中毒等。引起的疾病有致病性真菌感染、条件致病性真菌感染、真菌过敏、真菌中毒、真菌毒素致癌等。

(1)致病性真菌感染:可引起皮肤、皮下及全身性感染,主要是一些外源性感染。

(2)条件致病真菌感染:主要是内源性真菌引起(如念珠菌、曲霉菌、毛霉菌等),在机体免疫力降低时发生。

(3)真菌变态反应性疾病:在临床变态反应性疾病中有一些由真菌引起,常见的有荨麻疹、接触性皮炎、哮喘等。

(4)真菌性中毒:人、畜食用含真菌的粮食、饲料后可导致急性或慢性中毒,引起中毒的可以是真菌本身,也可以是真菌产生的毒素。

(5)真菌毒素与肿瘤的关系:如黄曲霉毒素有较强致肝癌作用。

二、微生物学检查

常用直接检查、培养检查这两种方法即可确定致病真菌的种类。

1.直接检查法

（1）不染色标本的直接检查：少量标本置载玻片上，加适量生理盐水（如为毛发、皮屑，须加10%～20%氢氧化钾），盖上盖玻片，加热使标本组织溶解透明，分别用低倍镜、高倍镜观察是否有酵母型细胞、菌丝、菌丝体、孢子等。

（2）染色标本检查：标本涂片，固定后革兰染色或乳酸酚棉兰染色、镜检，观察有无酵母型细胞、菌丝、菌丝体和孢子。①革兰染色适用于酵母菌和类酵母菌的染色。②墨汁负染色适用于隐球菌的检查，可见新型隐球菌具宽厚荚膜。③乳酸酚棉兰染色适用于各种真菌的检查。④瑞氏染色适用于检测骨髓和外周血中的荚膜组织胞质菌。

（3）直接检测抗原：用乳胶凝集试验、ELISA检测血清、脑脊液标本中的隐球菌抗原，乳胶凝集试验也可检测标本中白色念珠菌抗原。

2.培养检查法

（1）常用真菌培养基：培养基是分离培养成败的重要因素之一，一般可用沙保弱培养基。培养基中常加入一些选择性抑制剂，有利于选择培养。所有分离标本应孵育至少4周。观察菌落生长是鉴别真菌的主要方法之一。①沙保弱培养基广泛用于深浅部真菌的常规培养。②皮肤真菌试验培养基用于分离皮肤真菌。③左旋多巴—枸橼酸铁和咖啡酸培养基用于分离新生隐球菌。④酵母浸膏磷酸盐琼脂用于分离荚膜组织胞质菌和皮炎芽生菌。⑤马铃薯葡萄糖琼脂观察真菌菌落色素，用于鉴别真菌。⑥脑心葡萄糖血琼脂用于培养深部真菌，使二相性真菌呈酵母型。⑦尿素琼脂用于鉴别酵母菌和类酵母菌，石膏样毛癣菌和红色毛癣菌。⑧玉米粉聚山梨酯-80琼脂用于培养白色念珠菌（白色假丝酵母），以观察其形成的厚膜孢子和假菌丝。

（2）培养方法：①真菌分离培养、传代和保存菌种最常用的方法是试管培养。②玻片小培养可用于真菌菌种的鉴定。③平皿培养只能培养生长繁殖较快的真菌。

　　(3)鉴定:主要依靠菌落特点、菌丝和孢子的形态特点,菌丝体上有无特殊的结构等对真菌进行鉴定。

参考文献

1. 王治国.临床检验质量控制技术(第 3 版)[M].北京:人民卫生出版社,2014

2. 刘成玉.临床检验基础[M].北京:人民卫生出版社,2012

3. 徐克前.临床生物化学检验[M].北京:人民卫生出版社,2014

4. 张秀明.临床检验标本采集手册[M].北京:人民军医出版社,2011

5. 王兰兰.医学检验项目选择与临床应用(第 2 版)[M].北京:人民卫生出版社,2013

6. 巫向前.临床病例检验结果剖析[M].北京:人民卫生出版社,2013

7. 崔巍.临床检验[M].北京:科学出版社,2010

8. 徐军发.临床免疫学检验实验[M].北京:科学出版社,2010

9. 刘辉.免疫学检验[M].北京:人民卫生出版社,2010

10. 吕世静.临床免疫学检验[M].北京:中国医药科技出版社,2010

11. 何丽杰.影响医学检验分析前质量的因素[J].临床和实验医学杂志,2012,21:1748-1749

12. 陈鑫,王延伟.流式细胞技术在医学检验中的应用研究进展[J].医学综述,2012,22:3822-3824

13. 戴芳,黄冬梅,唐玉竺,等.新形势下医学检验临床体液实习教学的研究[J].检验医学与临床,2015,12:1809-1810

14. 马青川,穆妮,丁兴建,等.临床生物化学检验专业实习生分级带教经验及方法谈[J].实用检验医师杂志,2015,01:51-54

15. 陈凤羽.临床医学检验中血液细胞检验质量控制方法的探讨 [J].当代医药论丛,2014,03:104-105

16. 王广杰,刘辉.自身抗体检测新技术及其临床应用[J].医学与哲 学(B),2014,35(04):65-69

17. 王雪梅.临床免疫检验分析前的质量控制及对策分析[J].心血 管病防治知识(学术版),2014(06):152-154

18. 吕世静.临床免疫学检验学科的发展与现状[J].检验医学教育, 2010,17(03):39-43

19. 胡细荣.临床免疫检验质量控制相关措施探析[J].内蒙古中医 药,2014,33(31):84

20. 隋爱霞,赵静,郭晓强.免疫检验点阻断:癌症免疫治疗的新希望 [J].科学,2016,68(02):20-23＋4